生物医用钛材料：
表面改性技术的进展与应用

谭 婧 著

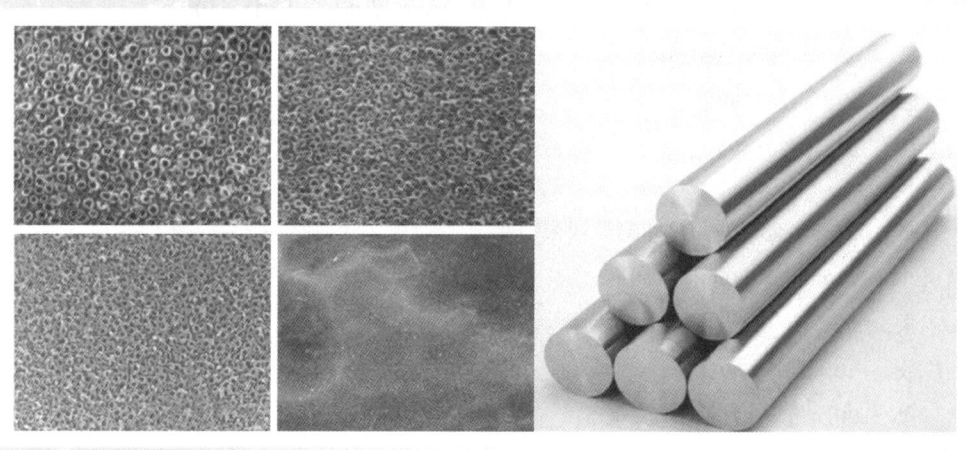

电子科技大学出版社
University of Electronic Science and Technology of China Press

·成都·

图书在版编目（CIP）数据

生物医用钛材料：表面改性技术的进展与应用 / 谭婧著. -- 成都：成都电子科大出版社, 2024. 12.
ISBN 978-7-5770-1272-8

Ⅰ. R318.08

中国国家版本馆 CIP 数据核字第 2024NH2102 号

生物医用钛材料：表面改性技术的进展与应用
SHENGWU YIYONG TAI CAILIAO：BIAOMIAN GAIXING JISHU DE JINZHAN YU YINGYONG

谭　婧　著

策划编辑	仲　谋
责任编辑	仲　谋
责任校对	魏祥林
责任印制	段晓静

出版发行	电子科技大学出版社
	成都市一环路东一段 159 号电子信息产业大厦九楼　邮编　610051
主　页	www.uestcp.com.cn
服务电话	028-83203399
邮购电话	028-83201495
印　刷	成都市金雅迪彩色印刷有限公司
成品尺寸	185mm×260mm
印　张	10
字　数	205 千字
版　次	2024 年 12 月第 1 版
印　次	2024 年 12 月第 1 次印刷
书　号	ISBN 978-7-5770-1272-8
定　价	62.00 元

版权所有，侵权必究

作者简介

谭婧，博士，副教授，山西大同人。2017年博士毕业于西南交通大学，现任教于山西大同大学农学与生命科学学院，主要从事生物医用材料相关研究工作。主持国家自然科学基金青年项目、山西省基础研究计划（自由探索类）面上项目、山西省应用基础研究计划青年项目、山西省高等学校科技创新项目各一项。以第一作者或主要作者身份发表生物医用钛材料相关研究论文十余篇。

本书为国家自然科学基金青年项目（82001972），以及山西大同大学基金项目（2017-B-16）成果。感谢以上基金对本书出版的支持。

前 言

生物医用材料是现代医学不可或缺的一部分，广泛应用于医疗器械、临床治疗以及健康护理等多个领域。作为生物医用材料家族中的佼佼者，钛材料由于其卓越的生物相容性、优异的机械性能和良好的耐腐蚀性能，在骨科、口腔颌面外科、心血管等领域得到了深入的研究和广泛的应用。随着临床需求的不断增加，对生物医用钛材料性能的要求也越来越高。

表面改性技术作为提高生物医用钛材料性能的重要手段，可以显著改善材料的生物学性能和物理、化学特性。通过表面改性，可以提高种植体与生物组织之间的相容性，加速骨整合过程，提升植入物的稳定性和耐久性，减少并发症的发生。此外，特定的表面处理还能赋予材料抗菌性、促进细胞生长和分化等附加功能，进一步扩大了其在再生医学中的应用范围。

尽管若干表面改性技术已在临床上得到应用，但随着生物医学工程技术的发展，生物医用材料对更高效、更安全、更具有针对性的表面改性技术的需求日益迫切。同时，关于这些技术的生物医学效应、作用机制以及长期稳定性等方面的研究仍面临诸多挑战。因此，系统地研究并开发新的表面改性方法，不仅对基础科学研究具有重要的理论价值，还对提升临床治疗效果、推动生物医用材料科学的发展具有重要意义。

本书旨在综合阐述生物医用钛材料表面改性技术的最新研究进展，分析各种表面处理方法的优势与局限，探讨表面改性技术在提升材料性能方面的作用机制，以及在临床应用中的实际效果和潜在问题。作者通过梳理现有文献和案例分析，旨在为科研人员、工程师以及临床医生提供一份较为全面的参考资料，以期促进生物医用钛材料表面改性技术的发展和优化。

目　录

第一章　生物医用钛材料概述

第一节　生物医用材料的定义、分类及特点 002
第二节　生物医用钛材料的分类和应用 003
第三节　生物医用钛材料与宿主的相互作用 012

第二章　生物医用钛材料表面改性技术

第一节　表面改性技术的分类及原理 028
第二节　表面改性技术对生物医用钛材料表面特性的影响 045
第三节　新兴表面改性技术的发展趋势 055

第三章　生物医用钛材料表界面分析与表征技术

第一节　表界面分析方法概述 076
第二节　表界面物理性能的表征技术 078
第三节　表界面化学特征的表征技术 095
第四节　表界面与生物分子相互作用的表征技术 104

第四章　生物医用钛材料表面改性技术的应用

第一节　骨科应用 123
第二节　口腔颌面外科应用 134
第三节　心血管与其他领域的应用 137
第四节　生物医用钛材料表面改性技术的展望与挑战 142

参考文献 145

第一章 生物医用钛材料概述

第一节　生物医用材料的定义、分类及特点

一、生物医用材料的定义及分类

生物医用材料，又称为"生物材料"，是指用于诊断、治疗、修复或替换人体组织或器官，增进或恢复其功能的材料。它们是生物医学工程的基础，涉及材料科学、生物学、化学、物理学、工程学及医学等多个学科领域。

生物医用材料的种类繁多，可以根据不同的标准进行分类。

（1）生物医用材料按来源分类可以分为天然材料和人工合成材料两大类。天然材料主要包括生物衍生材料和天然高分子材料，而人工合成材料则包括金属材料、无机非金属材料、高分子材料和复合材料等。

（2）生物医用材料根据材料类型，可以大致分为以下几类。

①金属材料：主要包括不锈钢、钴基合金、钛及钛合金等。这些材料具有优异的机械性能和耐腐蚀性，广泛应用于人工关节、骨钉、牙种植体等承重植入物。

②陶瓷材料：包括氧化铝陶瓷、羟基磷灰石等。这类材料具有良好的生物相容性和稳定性，主要用于骨科和牙科植入物，如人工骨和牙齿等。

③高分子材料：可分为天然和合成两大类。天然高分子材料如胶原蛋白，主要用于软组织修复。合成高分子材料如聚乙烯、聚甲基丙烯酸甲酯（PMMA）等，应用范围广泛，涵盖人工器官、缝合线、血管植入物等。

④复合材料：由两种及以上不同材料组成，如碳纤维增强塑料等。这类材料综合了多种单一材料的优点，主要用于需要特定力学和生物学性能的医学应用，如骨折固定板等。

⑤生物衍生材料：主要指经过处理的天然生物组织，如动物骨骼和皮肤。这类材料通常用于替代或修复人体相应组织，如心脏瓣膜和皮肤移植等。

（3）生物医用材料按照应用性质，可以大致分为以下几类。

①植入材料：长期留置于人体内的材料，如人工关节、心脏瓣膜、牙科植入物等。

②外部使用材料：与机体组织接触但不长期留置于体内的材料，例如外科手术用具、矫形器和体外诊断设备等。

③生物活性材料：能够与生物系统互相作用的材料，包括药物载体和组织工程支架等。

④生物可降解和吸收材料：在体内可以逐渐降解并被吸收的材料，如生物可降

解缝线、药物缓释载体等。

⑤辅助材料：对患者不直接产生治疗作用，但在诊疗过程中发挥关键作用的材料，比如医学影像技术中的对比剂。

此外，生物医用材料还可以根据在生理环境中的生物化学反应水平进行分类，如惰性生物医用材料、活性生物医用材料、可降解和吸收的生物医用材料等。这些材料在人体内具有不同的反应和降解速度，可以根据具体的应用需求进行选择。

二、生物医用材料的特点

理想的生物医用材料应具备以下几个关键特性。

（1）易生物相容性优良：不引起不利的局部或全身反应，在所需的时间内具有适宜的宿主反应。

（2）力学性能匹配性：材料的力学性能应与所替代的组织或器官相匹配，以减少机械并发症。

（3）化学稳定性和耐腐蚀性：长期暴露于生理环境中能保持性能不变，不会释放出有毒物质。

（4）可制造性和可塑性良好：可以根据需要制成各种形状和尺寸，以满足临床需求。

（5）可消毒性：能够经受灭菌过程而不损失性能。

（6）界面性能：与组织或血液接触时具有良好的界面性能，减少凝血和血栓的形成。

（7）功能性：对于特定的应用，材料还应具备特定的功能，如导电性、磁性、光学性能等。

随着医疗技术的不断进步，对生物医用材料性能的要求也越来越高。由于人体环境的复杂性，研究和开发新的生物医用材料是一个具有挑战性的工作，需要跨学科的合作以确保材料的安全性和有效性。随着生物技术的不断发展和突破，生物医用材料的研究和应用也在不断进步。目前，生物医用材料已经成为各国科学家竞相研究和开发的热点领域之一。未来，随着材料科学、生物技术和医学的不断融合，生物医用材料将在医疗领域发挥更加重要的作用。

第二节　生物医用钛材料的分类和应用

钛是一种化学元素，属于过渡金属，在地壳中含量较为丰富，其特征为重量轻、强度高、具金属光泽，耐湿氯气腐蚀。工业上使用的纯钛含有少量杂质如碳、氢、氧等，这些杂质会影响其机械性能。为了改善纯钛的性能，通常会添加一些合金元素，如铝、钒、钼等，以形成具有特定性质的钛合金。例如，第一个被广泛使用的钛合金 T6Al4V 就是由钛、6%的铝和4%的钒组成的。钛合金中钛的含量通常很高，其他金属元素则是为了调整钛合金的性能，如强度、硬度、耐腐蚀性、耐热性等。1791 年钛元素首次被英国牧师兼矿物学家威廉·格雷戈尔（William Gregor）识别出来，但直到 20 世纪 30 年代，它才迎来了首次商业化生产。

一、生物医用钛材料的分类

生物医用钛材料按照其组织结构和性能特点，主要分为以下三类。

α 型钛合金：这是最基本的一类钛合金，包括工业纯钛（含钛量 99.5%以上）和大部分钛合金。其显微组织为 α 相固溶体，特点是组织稳定，耐磨性、抗氧化性和抗腐蚀性都较好，但室温强度较低，不宜作热加工，故只能用于制造在 350 ℃以下工作的零件，主要用于耐蚀部件。

α+β 型钛合金：这类钛合金由 α 相和 β 相组成，具有良好的综合性能，组织稳定性好，且具有良好的韧性和塑性，并能通过热处理进一步强化，室温强度高。它们既可以经热处理强化，也可通过冷变形强化，但焊接性能较差。主要用于制造在 350～500 ℃温度范围内工作的结构件。

β 型钛合金：显微组织为 β 相固溶体，未热处理即具有较高的强度，淬火、时效处理后可使合金进一步强化。但其热稳定性较差，不宜在高温下使用。主要用于制造各种高强度、高韧性的耐热合金。

生物医用钛材料的发展经历了三代：第一代是以纯钛和 Ti6Al4V 合金为代表的 α 型钛合金；第二代是以 Ti5Al2.5Fe、Ti6Al7Nb 为代表的 α+β 型钛合金。目前，医疗领域普遍使用的仍为第一、二代钛合金。然而，一些研究者发现 Al 和 V 具有生物毒性，且 V 的毒性甚至超过 Cr 和 Ni，当含 V 的钛合金植入病人身体较长时间后，钒离子会聚集在各个器官，进而诱发癌症，造成对病人的二次伤害；而 Al 能以铝盐化合物的形式在体内积蓄，从而导致病人器官受损，诱发骨病、贫血等病症，严重时可引起神经疾病，如阿尔茨海默病。

此外，第一、二代钛合金的弹性模量远高于骨骼，由于植入物与骨骼间弹性模量不匹配，极易出现"应力屏蔽"现象，从而使植入体周围的骨组织功能退化并吸收，进而导致植入体松动或断裂。于是，研究者开始进行第三代医用钛合金的研究，即用 Nb、Zr、Sn、Mo、Ta、Hf 等 β 稳定型元素代替 Al 和 V 等有害元素。表 1-1 展示了常见的生物医用钛材料及其分类。

表 1-1 常见的生物医用钛材料及其分类

类型	分类	典型性能	典型合金
α	α	低强度，良好的加工性能和生物相容性	TA1—TA3
	近 α	中强度，良好的加工性能和生物相容性	Ti3Al2.5V
α+β	α+β	高强度，综合性能良好	Ti6Al4V
			Ti6Al7Nb
β	β	中强度，低弹性模量，良好的加工性能和生物相容性	Ti30Mo
	亚稳 β	中高强度，弹性模量更低，更好的综合性能	Ti15Mo
	近 β	更好的加工性能和生物相容性	Ti1Nb13Zr

二、生物医用钛材料的基本性质

1. 物理性质

钛是一种灰色金属，其熔点高达 1 670 ℃，密度为 4.506 g/cm³。由于钛合金的密度相对较小，其结构效率可以得到一定的提高。纯钛具有良好的塑性，其韧性超过纯铁的两倍。在不同温度下，钛及钛合金的晶体结构会发生变化。例如，钛在低于 882.5 ℃时具有稳定的 α 相晶体结构，而在高于此温度时则转变为 β 相晶体结构。这种结构变化会影响其物理性质，如密度和比热容。生物医用钛材料具有强度高和质地轻的特点，其强度甚至可以与钢相比，但重量却仅为铁的一半，这有助于减轻植入后人体的负荷量。同时，它们的弹性模量相对较低，与人体自然骨的弹性模量相对接近，可以显著减轻应力屏蔽效应，这对于骨骼健康是非常重要的。

2. 化学性质

钛元素的化学活性大，与大气中的 O_2、N_2、H_2、CO、CO_2、水蒸气、NH_3 等能产生强烈的化学反应。吸收这些气体可能导致钛表面形成硬脆表层，降低其性能。但常温下，钛材料的表面会生成一层极细致的、钝性的氧化物膜，这使得它在大气中相对不活泼，不与常见的气体如 O_2、H_2O、X_2 等反应，也不与强碱、强酸发生作用。钛表面被厚度为 3~10 nm 的氧化层包裹，该氧化层通常包含三个不同的氧化物膜，即 TiO（内层）、Ti_2O_3（中间层）和 TiO_2（外层）。生物医用钛材料的化学惰性、优越的耐腐蚀性和生物相容性主要与这种天然氧化层的化学稳定性和结构有关，这使得钛成为一种优良的生物惰性金属材料。良好的抗腐蚀性意味着在生理环境中能够抵抗腐蚀，减少金属离子向周围组织扩散的风险，从而降低潜在的毒副作用。此外，钛耐中性、氧化性、弱还原性介质腐蚀，如不会被稀盐酸、稀硫酸、硝酸或稀碱溶液所腐蚀，但不耐氢氟酸、热的浓盐酸、浓硫酸等介质腐蚀。

3. 机械性质

材料的机械性质在很大程度上决定了其在生物体中的特定应用场景。骨科植入物要求材料有良好的重复循环载荷和应变耐受性。生物医用钛材料的机械性能十分优异，具有高强度、低密度和良好的韧性。但与其他金属相比，其耐磨性较差，硬度较低。钛合金作为植入材料进入人体后可能产生磨屑，释出铝、钒等有害元素，引发身体炎症以及毒性反应；而作为外科辅助器材，较低的耐磨性又会降低器材的使用寿命。表1-2列出了一些常用生物医用钛材料的机械性质参数。

表1-2 常用生物医用钛材料的机械性质

类型	生物医用钛材料	抗拉强度/MPa	屈服强度/MPa	硬度/HV	弹性模量/GPa
α	Pure Ti	235	140	100	100~145
α	Ti5A12.5Sn	861	827	300	109
近α	Ti6A1Sn4Zr2Mo0.1Si	1010	990	340	114
近α	Ti6A15Zr0.5Mo0.25Si	990~1020	850~910	—	120
α+β	Ti6A14V	1000~1100	950~1050	300~400	110~117
α+β	Ti6A16V2Sn	1100~1200	1000~1100	300~400	114
α+β	Ti6A12Sn6Mo4Zr	1100~1250	1050	400	112
近β	Ti3A18V6Cr4Mo4Z	900~1300	800~1200	250~450	83~103
近β	Ti3A115V3Cr3Sn	900~1300	800~1200	300~450	86~115
近β	Ti3A110V2Fe	900~1300	800~1200	300~450	86~115

（资料来源：Luo Y, Yang L, Tian M. Application of biomedical-grade titanium alloys in trabecular bone and artificial joints[J]. Biomaterials and Medical Tribology, 2013：181-216）

4. 生物相容性

生物相容性是评价生物医用材料的重要指标之一。生物医用钛材料与人体组织相容性好，无任何毒副作用，植入体内后能够与机体良好地结合，不会引起不良的生物学反应。对于骨科植入物，生物相容性主要与生物耐受性有关，生物耐受性良好表明材料能够在宿主体内长期停留，且引发的炎症反应程度相对较低。生物医用钛材料优异的生物相容性由其表面性能决定。其表面形成稳定的钝性氧化层（主要是TiO_2）的物理化学特性，如氧化物的结晶度、杂质偏析和化学计量，显著影响了其生物相容性和稳定性。

图 1-1 展示了生物医用钛材料的主要性质。

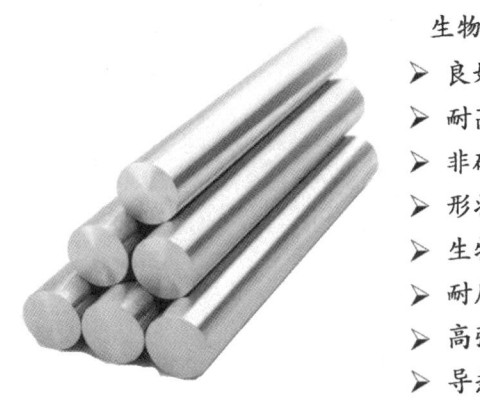

生物医用钛材料
➢ 良好的抗疲劳性
➢ 耐高温能力
➢ 非磁性
➢ 形状记忆和超强弹性
➢ 生物相容性
➢ 耐腐蚀性
➢ 高强度重量比
➢ 导热系数低

图 1-1　生物医用钛材料的主要性质

三、生物医用钛材料的生物医学应用

钛在生物医学领域的应用可以追溯到 20 世纪 40 年代，当时钛首先被用于骨科手术中，由于其与人体组织良好的相容性和机械性能，钛逐渐取代了其他材料如不锈钢在植入物中的应用。到了 20 世纪 60 年代，随着钒和铝等元素的加入，钛合金的开发进一步提高了材料的强度和耐腐蚀性，拓宽了其在医疗器械中的应用范围。自此以后，钛材料成为了制造人工骨、关节、牙科植入物、心脏瓣膜和其他外科植入物的首选材料。

钛材料在生物医学领域的应用极为广泛，主要得益于它们的优越生物相容性、出色的力学性能和优异的耐腐蚀性能。图 1-2 展示了生物医用钛材料在医疗领域中的一些常见应用。

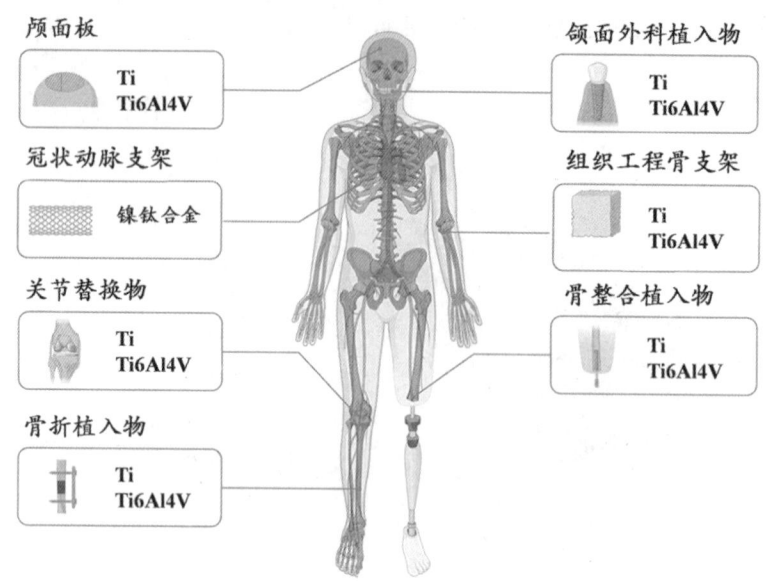

图 1-2　生物医用钛材料在医疗领域中的一些常见应用

（资料来源：参考文献[4]）

1. **骨科植入物**

由于其与骨相似的力学性能，钛合金被广泛用于制造人工骨、骨折内固定器、膝关节和髋关节置换物等。它们的弹性模量较低，接近自然骨的弹性模量，这有助于减少应力屏蔽现象，使骨骼承载正常的生理负荷。例如，人工髋关节的髋臼杯和股骨柄常常采用钛材料来制造。钛合金轻量化、强度高、生物相容性良好，髋臼杯固定后，关节头可以在其中自由活动，模拟自然髋关节的功能。钛合金制成的股骨柄也能很好地与骨组织结合，提供稳定的支撑。

2. **牙科植入物**

在牙科领域，钛合金用于制作牙种植体、牙冠桥、活动假牙支架等，其良好的生物相容性和力学性能使其成为牙科植入物的首选材料。钛合金种植体能够牢固地植入颌骨中，与周围组织形成良好的骨结合，从而提供稳定的支持并恢复牙齿功能。除了种植体外，钛合金还广泛应用于牙科修复领域。例如，钛合金可以用于制作牙冠等修复体，这些修复体能够覆盖受损或缺失的牙齿部分，恢复牙齿的外观和功能。钛合金修复体强度高、质轻、生物相容性良好，能够长期保持稳定的修复效果。

3. **心血管器械**

钛合金作为血管支架和心脏瓣膜的材料，有助于改善心血管疾病患者的生活质量。它们还被用来制造心脏起搏器壳体、心脏辅助装置等。镍钛合金制成的自扩张血管支架，已成为治疗血管疾病的重要工具，主要用于在血管内部提供结构支持，以防止因动脉硬化、斑块或其他原因导致血管狭窄或闭塞。镍钛合金血管支架具有超弹性和低模量的特点，这使得它们能够在受限条件下（如导管内）进行压缩，然后通过经皮导管置入术在血管中自行扩张。一旦展开，支架的直径会略大于血管直径，从而对血管壁施加温和的外部压力，以保持血管开放并减少再狭窄的风险。此外，镍钛合金支架还具有良好的耐腐蚀性、生物相容性，这有助于减少植入后的炎症反应和长期并发症。

4. 外科植入物

钛材料的外科植入物如手术用钢板、螺钉、髓内钉等，它们的高强度和良好的耐疲劳性能保证了其能长期稳定地支持和固定骨骼。钛合金螺钉是一种常见的无源植入器械，用于神经外科和颌面外科手术中骨折的固定。它们可以在人体内长期存在而不引起排异反应，同时具有足够的强度和刚度来支撑和固定骨骼。钛合金螺钉可以用于修复骨折和骨植入手术，提供稳定的骨骼固定，促进骨折愈合，提高骨植入的成功率。

5. 神经外科应用

钛材料在神经外科中用于颅骨修复板、脊柱融合装置等，帮助恢复和维持神经系统的结构完整性。钛合金是目前修复颅骨缺损的常用材料。它具有良好的生物相容性，植入人体后不会引发排异反应，也不会影响患者接受 CT、MRI 等医学检查。此外，钛合金的导热性较高，隔热性能较好，患者在使用后不会受到冷热刺激的影响。同时，钛合金的塑形效果好，可以根据患者的具体情况进行定制，使修复板更好地贴合颅骨缺损处，提高修复效果。

6. 耳鼻喉科应用

钛材料在耳鼻喉科中用于制造中耳植入物、听小骨替代物等，帮助改善听力损失。人工听小骨作为听小骨的替代物，主要用于在慢性中耳炎手术中重建声音传导通路。由于钛合金具有很高的强度、硬度，以及良好的组织相容性、抗排异性和抗腐蚀性，它成为了制造人工听小骨的理想材料。钛合金人工听小骨能够替代受损的听小骨，重新建立声音传导通道，帮助患者恢复听力。

7. 组织工程与再生医学

支架材料的三维多孔结构有助于细胞附着、增殖和分化，从而促进组织再生。通过 3D 打印技术可以制备出多孔钛合金骨组织工程支架，这些支架不但具有三维贯通孔结构，可以模拟自然骨组织的微观结构，而且其孔隙率可以根据需要进行调整，以更好地促进骨组织的再生和修复。

8. 手术器械

钛合金在手术器械中的应用主要得益于其轻巧、耐腐蚀、生物相容性好等特性。医用钛合金医疗器械是继碳钢、不锈钢之后的第三代手术器械。相比于传统的不锈钢器械，钛合金器械更轻巧，可以减少手术过程中对血管、肌肉、器官的损伤，同时减轻医生的疲劳感。此外，钛合金的耐腐蚀性好，设备不易生锈，可以降低伤口感染的风险。在显微外科手术中，钛合金器械的反光性能较弱，使得医生在无影灯下操作时视野更加清晰。医用钛制医疗器械主要有手术刀、手术钳、手术镊子、胸腔扩大器等。

9. 辅助器具

比如轮椅、矫形器具等也常用到钛材料，因其具有质轻而坚固的特性。在矫形外科领域，钛合金主要用于制作各种矫形支架、植入物和器械。例如，在口腔正畸治疗中，钛合金支架可以精确地调整牙齿的位置和角度，达到理想的矫正效果。在脊柱矫形手术中，钛合金植入物可以稳定脊柱结构，促进脊柱的愈合和恢复。此外，钛合金还用于制作拐杖、助行器等，帮助患者恢复行走功能。

四、生物医用钛材料在临床应用中的问题

生物医用钛材料植入体内后，其性能可能会因多种原因而随时间退化。考虑到骨科植入物通常有 12~15 年的使用寿命，患者往往需要在初次手术后至少进行一次修复手术。植入物的故障和劣化不仅会给患者带来痛苦，还会导致昂贵的修复手术，且成功率有限。据报道，预计到 2030 年，髋关节和膝关节翻修手术总数将分别增加 137%和 601%。

导致修复手术的临床原因主要包括以下几个。

（1）感染：手术中或术后细菌污染可能引起感染，若未即时治疗，可能需要移除植入物。

（2）松动：随着时间的推移，尤其在髋关节和膝关节等承重区域，植入物可能发生无菌性松动，这是最常见的植入物失败原因。

（3）骨吸收：也称作骨溶解，是机体重新吸收骨组织的过程，会导致植入物松动。

（4）过敏反应：某些患者可能对植入物中的金属离子产生过敏反应，表现为疼痛、肿胀和皮疹。

（5）定位不良：初次手术时植入物放置位置不当可引起早期失败，导致疼痛或功能减退。

（6）滑膜炎：植入物磨损颗粒可能引起滑膜炎症。

（7）植入体断裂或弯曲：植入物在体内有发生断裂或弯曲的可能性，特别是在过度重复应变或植入物有制造缺陷的情况下。

（8）全身并发症：极少数情况下，金属髋关节植入物可能与心脏问题、神经系统变化和甲状腺并发症等问题相关。

（9）软组织并发症：植入物周围瘢痕组织的形成或粘连可能损害其功能并引起疼痛。

（10）脱位：在关节置换中，假体关节有可能脱出其应在的位置。

（11）弹性模量不匹配：植入物与骨骼之间的弹性模量差异可能导致应力屏蔽，进而降低相邻组织细胞的存活率。

（12）磨损与腐蚀：长期而言，植入物材料的降解会释放出可引发炎症和骨质流失的颗粒或碎片，其中可溶性碎片可能进入血液并通过尿液排出，而颗粒状碎片则可能在组织和淋巴结中积聚，导致短期的炎症和组织损伤，以及长期的过敏反应、致癌性等问题。

这些复杂的临床问题使人们认识到对生物医用钛材料进行表面改进的重要性，以延长其使用寿命并减少翻修手术的需求。长期在人体中使用的植入物材料必须满足以下四个基本要求。

（1）力学性能：材料应表现出适当的力学特性，包括低刚度、高强度和高硬度。

（2）生物相容性：材料必须表现出高生物相容性，确保它们与人体接触时无毒且不致敏性。

（3）耐腐蚀性和耐磨性：材料应具有较高的耐腐蚀性和耐磨性，以防止金属离子或磨损碎屑释放到体液中。

（4）骨整合：合适的表面特征、孔隙率和植入物结构，对于植入物与相邻骨骼的无缝整合至关重要。

在这些要求中，将骨科植入物的刚度与相邻骨骼的刚度相匹配是一个关键的设计考虑因素。刚度匹配不足，即植入物明显更硬，可导致应力屏蔽、骨吸收和植入物失效。

五、表面改性技术的目的

随着生物工程技术和纳米技术的飞速发展，人们对生物医用钛材料的要求也日益提高。尤其是在提升植入物与生物体相互作用的目标驱动下，传统的钛材料表面已经不能满足复杂的临床需求。因此，研究者们开始探索不同的表面改性技术以改善植入物的性能。

表面改性技术在生物医用材料领域的应用，旨在通过改变材料的表面性质，增强其生物相容性、生物活性，并赋予材料特定功能，从而满足医学领域对材料性能的各种需求。这一技术的应用对于提高生物医用材料的质量和使用效果具有重要意义。具体来说，表面改性的目的包括以下几个方面。

1. 提高生物相容性

通过特定的表面改性技术，可以减少材料表面引起的炎症反应或免疫排斥，增加其在生物环境中的稳定性和兼容性。这对于植入体内的人工关节、牙科植入物等至关重要，有助于减少并发症和提高患者的生活质量。

2. 促进细胞-材料交互作用

对材料表面进行特定的化学或物理处理，可以提供适宜的细胞附着位点，从而促进细胞的黏附、铺展、增殖与分化，诱导组织再生等。这对于促进伤口愈合、骨再生和神经修复等具有积极作用，对于组织工程和再生医学尤为重要。

3. 控制材料表面性能

表面改性可以提升材料的硬度、耐磨性和耐疲劳性能，延长其使用寿命；某些表面处理技术能够赋予材料表面抗菌功能，从而抑制细菌附着和生长，降低感染的风险；通过在材料表面形成保护性的涂层增强耐腐蚀性，可降低材料在生物环境中的腐蚀速率，防止有害离子的释放；改善表面粗糙度可增强植入物与周围骨骼的结合强度；调整表面能和润湿性可调节蛋白质吸附和细胞行为。

4. 赋予材料特定功能

表面改性可以在材料表面形成药物载体，实现局部药物递送，有助于治疗植入部位附近的疾病或促进植入物的整合；通过表面修饰，可以将生物活性分子如生长因子固定于材料表面，从而在植入区域传导特定的生物信号，促进组织再生；在牙科等领域，表面改性技术还用于改善材料的外观，使其更符合美学要求。

表面改性技术不仅能够改善生物医用材料本身的性质，还能够扩展其在临床应用中的功能，对于提高疾病的治愈率和病人的生活质量有着不可替代的作用。随着科学技术的不断发展，表面改性技术也将不断进步，以满足日益增长的临床需求。

第三节　生物医用钛材料与宿主的相互作用

生物医用钛材料植入组织后，钛植入体表面和宿主组织之间会发生一系列的生物反应。这些反应由材料组成、表面特性和人体组织微环境等因素驱动，涉及与体液、蛋白质，以及各种类型的细胞和组织的相互作用。图1-3揭示了骨科钛植入体置入人体后，其表面所经历的连锁反应。在植入初期，血液中的蛋白质迅速附着在植入物表面上，触发血液凝固机制。随后进入急性炎症阶段，免疫细胞会聚集于此，试图分解并清除外来物体。若此问题未得到妥善处理，可能演变为慢性炎症，此时巨噬细胞会在钛植入体周围聚集，并可能形成异物巨细胞。随着时间的推移，成纤维细胞与新生血管可能会包裹此区域，导致肉芽组织的形成。如果所用的材料不能被吸收，那么在钛植入体周围就可能形成一层厚厚的纤维组织囊，这通常被称为异物反应。根据植入材料的特质，身体的反应可能逐渐消退，使材料得以整合，或持续维持慢性炎症状态。

影响这种负面生理反应的一个关键因素是植入材料的表面特性，因为这关系到植入材料与人体初次接触时的性质，直接影响到愈合速度和植入体长期的整合效果。植入材料的表面化学成分和微观结构调节着植入体与机体各种相互作用的类型和程度，包括离子和生物分子的吸附、磷酸钙层的形成，以及与巨噬细胞、骨髓细胞和成骨细胞等不同细胞类型的相互作用。因此，植入材料与周围组织之间形成的初始界面显著影响植入体的最终成败，使得植入材料的组织相容性成为评判植入体成功与否的首要标准。

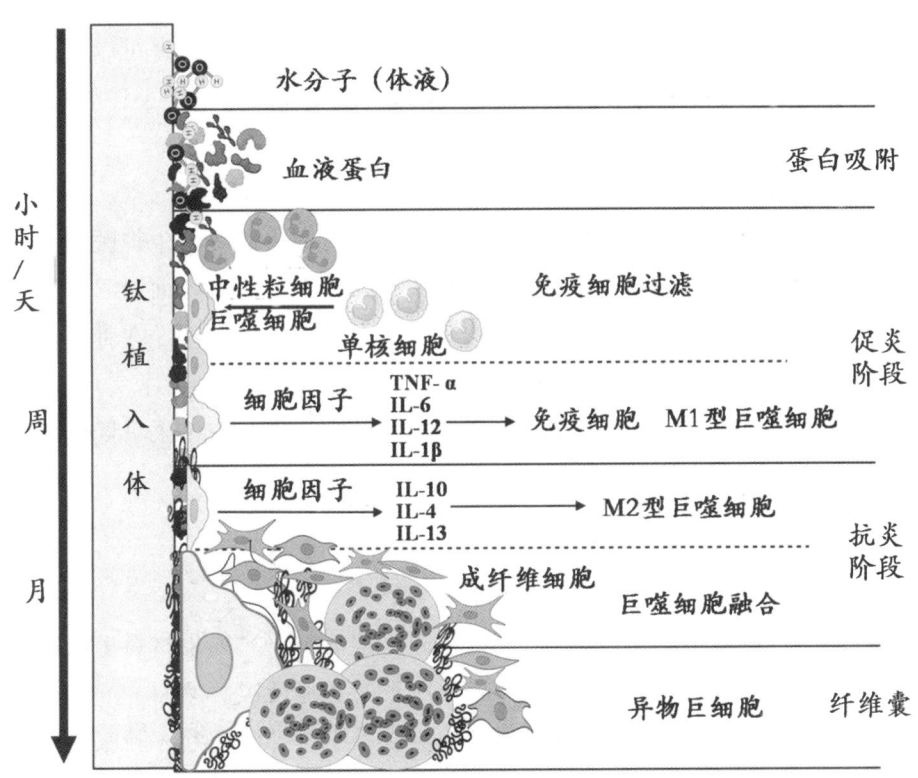

图 1-3　钛植入体表面与机体环境的相互作用过程

（资料来源：参考文献[4]）

一、蛋白质在材料表面的吸附

首先，体液中的水分子在几纳秒内吸附于植入材料表面。接着，血液和组织液中的蛋白质迅速吸附于植入材料表面，这一层蛋白对细胞增殖、迁移和细胞外基质（ECM）的分泌至关重要。蛋白质吸附受植入材料的表面形貌、亲疏水性、表面粗糙度、表面能等理化性能影响，而材料的性质也会影响蛋白质的功能及不同蛋白质之间的相互作用。研究表明纳米结构的材料表面对此相互作用的影响不同于光滑的材料表面。

ECM蛋白如胶原蛋白、纤维蛋白（fibronectin，FN）、玻连蛋白（vitronectin）等介导了细胞在材料表面的黏附。其中纤维蛋白和玻连蛋白存在于数种胞外基质和血液中，可促进细胞的黏附并重组细胞的微丝肌动蛋白，进而影响到细胞的骨架结构、细胞形态和迁移。同时，这两种蛋白在材料-组织的炎症反应中起着重要的调节作用，纤维蛋白原吸附于材料表面后会发生构象改变，其表面的两个整合素连接位点随之暴露，免疫细胞（中性粒细胞及单核-巨噬细胞）识别该连接位点并活化。这表明材料表面吸附的蛋白层有双重功能：促炎及促进组织愈合。另外，纤维蛋白和玻连蛋白是整合素 β1 和 β3 的配体，可以介导单核细胞粘附、分化及向植入部位的迁移；该途径也同样介导成骨细胞的粘附和迁移。这提示我们，可以通过调控植入体表面吸附的蛋白质的组成、比例，使改性的材料既能促进宿主炎症的快速消退，又能促进组织细胞的增殖分化。

因此，植入材料的表面特征是影响宿主组织反应的一个关键因素，材料表面和其植入部位的组织之间形成的初始界面决定了植入的最终成败。生物医用钛材料具有良好的生物相容性，但它们是生物惰性的，这导致光滑的钛表面缺乏与骨组织间的骨整合，它们之间容易形成纤维层或结缔层，进而使植入失败。在骨科植入中，骨整合水平越高，植入体的机械稳定性越好，其使用寿命越长。为了实现这一目的，特异性生物分子吸附和成骨相关的细胞调控非常重要，同时在植入早期应避免成纤维细胞粘附。故对生物使用钛材料进行表面改性非常重要。

二、免疫细胞与材料的相互作用

宿主的免疫细胞会识别并接近植入材料。正常情况下，如果材料生物相容性良好，免疫细胞的反应将是温和的，不会导致严重的炎症反应。然而，如果材料表面存在有害物质或残留物，则可能引发强烈的免疫反应，导致炎症、肿胀甚至感染。

植入材料进入体内后，活化的血小板、内皮细胞以及受损细胞等会产生趋化因子，募集免疫细胞（主要是中性粒细胞）迁移至植入材料周围，通过吞噬材料碎片、细菌及死亡的细胞发挥免疫防御作用。活化的中性粒细胞还会分泌大量巨噬细胞趋化蛋白（macrophage chemotaxis protein，MCP-1）及巨噬细胞炎性蛋白（macrophage inflammatory protein，MIP-1β），这些趋化因子能够诱导单核–巨噬细胞及淋巴细胞等的迁移和活化。

巨噬细胞（macrophage）由单核细胞分化而来，其来源为骨髓内的髓系前体细胞，中性粒细胞、嗜酸性粒细胞及树突状细胞（dendritic cell，DC）也可由此前体分化。单核细胞的分化方向及其成熟过程与周围环境内的细胞因子有密切的关联。不同类型的组织内，由于微环境和所含细胞因子的差别，单核细胞会发生不同的表型转化进而分化为不同类型的巨噬细胞。组织中常驻的巨噬细胞包括骨组织的破骨细胞、肺部的肺泡巨噬细胞、神经组织的小胶质细胞等。巨噬细胞具有组织特异性，巨噬细胞极化表型见表1-3。

巨噬细胞随血液循环迁移至植入部位，在损伤组织的炎症信号的作用下以不同方式活化，分泌大量的细胞因子、趋化因子及其他功能性产物来调节组织微环境。IFN-γ单独或与细菌胞壁成分脂多糖及TNF-α等协同都可以促进巨噬细胞极化为M1型炎性巨噬细胞。M1型巨噬细胞表现出很强的促炎及抗原呈递能力，可以大量分泌促炎细胞因子如IL-1β、IL-6、IL-12p70、IL-23、TNF-α、精氨酸（arginine）、诱导型iNOS和ROS，极少分泌IL-10等抑炎因子，其功能主要是针对细菌等病原体和肿瘤细胞发挥免疫清除功能，同时作为起始和效应细胞参与Th1型的炎症反应。但是，M1型细胞的促炎能力须得到一定的控制，否则长时间停留在M1型极化状态会导致机体正常组织的炎症损伤。IL-4/13、IL-10和IC等可诱导巨噬细胞极化为M2型组织修复巨噬细胞。M2型巨噬细胞分泌以IL-4、IL-10和IL-1α受体拮抗剂为代表的炎症抑制性细胞因子，极少合成IL-12和IL-23等促炎因子，同时通过分泌VEGF、血小板源性生长因子BB（platelet-derived growth factor，PDGF-BB）、TGF-β促进细胞外基质改建、血管生成和伤口愈合，发挥组织修复功能。M2型巨噬细胞表面高表达SR和MR、CD206等，并在胞内合成大量重要的抗炎介质精氨酸酶（arginase）以促进精氨酸代谢，参与Th2型炎症反应。事实上，M2型巨噬细胞囊括所有非经典途径激活的巨噬细胞，目前公认分为三个主要亚群：M2a、M2b和M2c。它们分别在IL-4+IL-13、IC+Toll样受体的配体（Toll-like receptor ligants，TLRLs）及IL-10的作用下被诱导激活并表现出特定的表面标记与功能，具有明确的炎症调节功能。

表 1-3 巨噬细胞极化表型

特征	M1 型	M2 型				
		M2a	M2b	M2c	M2d	FBGC
功能	促炎,病原体吞噬	抗炎,寄生虫免疫,过敏反应,纤维化	免疫调节,与 B 细胞相互作用,促炎,抗炎	抗炎,基质沉积,组织重塑,促愈合	促进肿瘤生长	异物降解,慢性炎症
刺激因子	IFN-γ,TNF-α,LPS,GM-CSF	IL-4/IL-13	Ics,LPS,LTR/IL-1R	IL-10,TGF-β,GCs	IL-6,LIF,MCF	IL-4,IL-13
膜/胞内标记物	CD86,CD80,MHC Ⅱ,IL-1R I CCR7,TLR2,TLR4,iNOS	CD163,MHC II,SR,CD206,(MR),TGM2,Arg1,DecoyR,IL-1R Ⅱ	CD86,MHC Ⅱ	CD206,CD163,TLR1,TLR8	VEGF,MMP(3, 8, 9, 12,13, 14)	CD11c,CD44,CD86,CD98,CD206,MHC Ⅱ,B7-H1,ROS,MMP9,TIMP-1,TIMP-2
细胞因子	TNF-α,IL-1β,IL-6,IL-12,IL-23	IL-10,TGF-β,IL-1ra	IL-1,IL-6,IL-10,TNF-α	IL-10,TGF-β	IL-10,IL-12,TNF-α,TGF-β	TGF-β,IL-10,IL-1ra
化学趋化因子	CCL10,CCL11,CCL5,CCL8,CCL9,CCL2,CCL3,CCL4	CCL17,CCL22,CCL24	CCL1	CCR2	CCL5,CXCL10,CXCL16	MCP-1 (CCL2),RANTES (CCL5)

IFN-γ:干扰素-γ;LPS:脂多糖;TNF:肿瘤坏死因子;GM-CSF:粒细胞-巨噬细胞集落刺激因子;IL:白细胞介素;TGF-β:转化生长因子 β;ICs:免疫复合物;GCs:糖皮质激素;LTR:白三烯受体;LIF:白细胞抑制因子;MCF:单核细胞因子;CD:簇分化抗原;ROS:活性氧簇;TLR:Toll 样受体;iNOS:一氧化氮合成酶;MHC:主要组织相容性复合体;SR:清道夫受体;MR:甘露糖受体;Arg1:精氨酸酶;Ym-1:几丁质酶蛋白;Fizz-1:found 甘露醇受体;TGM:组织转谷氨酰胺酶;DecoyR:decoy 受体;VEGF:血管内皮生长因子;MMPs:金属基质蛋白酶;TIMP:金属蛋白酶组织抑制剂;CCL:CC 趋化因子;CXCL:CXC 趋化因子;CCR:CC 趋化因子受体;RANTES(CCL5):T 细胞激活性低分泌因子。

(资料来源:孙玉花. 钛表面噬菌体基质膜的制备及其生物学性能评价[D]. 成都:西南交通大学,2018.)

在炎症的初期阶段，巨噬细胞主要以 M1 型出现，通过分泌促炎介质、MMPs、生长因子等，发挥其吞噬、病原杀伤和基质重塑的作用。同时，当巨噬细胞吞噬凋亡细胞时，能够抑制炎性细胞因子如 MIP-2、MIP-1α 和 MCP-1 的释放，并增加 TGF-β1 的产生，从而调节免疫反应。巨噬细胞有能力吞噬小于 5 μm 的颗粒。然而，当遇到的植入体材料尺寸过大时，这些粘附的巨噬细胞会相互融合，形成异物巨细胞（Foreign body giant cell，FBGC）。IL-4 和 IL-13 已被证实可以诱导材料表面的巨噬细胞融合及 FBGC 的形成，并促使巨噬细胞极化为 M2a 表型。因此，FBGC 通常展现出较强的降解能力，并具有类似 M2 型巨噬细胞的特征。如果 FBGC 不能有效地处理和吞噬材料，它会在材料与组织的界面处长期存在，并通过伪足结构与材料之间形成封闭单元，不断分泌水解酶和 ROS，导致材料的腐蚀、降解或吸收。在这个过程中，FBGC 一方面通过分泌 MCP-1 来募集更多的单核细胞到植入物位置；另一方面，通过持续分泌 MMP9 分解 ECM，引起组织环境中损伤相关分子模式（DAMPs）的增加，进一步激活巨噬细胞。此外，FBGC 也会持续产生 TGF-β1。适量的 TGF-β1 有助于使炎症消退和促进组织愈合，但高水平的 TGF-β1 会促进间充质干细胞、成纤维细胞、纤维细胞及巨噬细胞分化为肌成纤维细胞。这些肌成纤维细胞会大量分泌 I 型和 III 型胶原蛋白及纤连蛋白，形成胶原网络。通过表达 α-平滑肌肌动蛋白，这些细胞能够收缩胶原网络，最终形成瘢痕组织。持续的 ECM 分泌和收缩，最终会在材料周围形成致密、低增生、无血管的纤维包囊。

巨噬细胞具有极强的可塑性，在不同的生理微环境中可极化为不同的表型，发挥炎症破坏和组织愈合的双重功能，在植入器械植入体内后的组织整合过程中发挥重要的调节作用。同时，纯钛及其氧化物没有抗原性，不具备诱导获得性免疫反应的能力，植入体内后会引发宿主的固有炎症反应。这些表明，我们可以通过对植入体材料的表面形貌或表面成分进行改性来诱导巨噬细胞向有利于植入体与组织整合的方向极化。

随着对植入体组织整合过程研究的深入，植入体材料与巨噬细胞的相互作用越来越受到关注。研究者们采用蛋白组学的方法分析了在亲水性、疏水性及阴/阳离子化处理的材料表面巨细胞蛋白表达谱及细胞因子分泌模式的变化。Barth 的研究表明，小鼠巨噬细胞 RAW264.7 在喷砂-酸蚀处理（sand blasting and acid etching，SLA）的钛表面表现出炎性相关因子（MCP-1 及 MIP-α）表达量明显增加的特性，Waterfield 等发现在脂多糖（lipopolysaccharide，LPS）作用下 SLA 表面会抑制 RAW264.7 的炎性功能，并不会激活核转录因子（nuclear factor-kappa B，NF-κB）的转录活性。微米级粗糙度的钛植入体表面对炎症因子分泌的影响较弱。钛植入体表面通过微弧氧化制备出的多孔结构能够促进骨结合，且减少了 TNF-α 和 IL-1β 等 M1 型巨噬细胞来源的促炎因子的分泌。因此，部分植入体改性工作的出发点也开始由原来的抑制炎症转为调控炎症。改性方法有被动改性和主动改性两类，其中被动改性是通过材料的表面化学成分和表面形貌等性质的改变来诱导巨噬细胞极化，而主动改性是在植入体材料表面吸附黏附性蛋白、生长因子及抗炎的药物等。Chen 等研究了材料表面形貌对巨噬细胞功能的调节，结果发现：在材料表面构建不同宽度（250 nm~2 μm）的平行沟纹，巨噬细胞在各组材料表面的黏附、形态和细胞因子分泌均有显著的变化，且纳米级沟纹表面细胞变化最为明显，而细胞相关功能的变化与沟纹宽度没有表现出线性相关。Alfarsi 等通过改变钛的亲疏水性来调控巨噬细胞的功能，发现亲水性的钛表面会下调巨噬细胞中促炎因子（TNF、IL-1α、IL-1β）和趋化因子（CCL-1、3、19）等因子的表达。Spiller 等采用浸泡方法将 IFN-γ 吸附于脱细胞的骨支架表面，然后采用链霉素亲和法将 IL-4 吸附于支架，使 IFN-γ 和 IL-4 有序地分阶段释放。通过对不同时期巨噬细胞的表型进行鉴定，发现改性后的支架在一定程度上促进了巨噬细胞时序性地向 M1 型及 M2 型转化，但释放实验显示 IFN-γ 和 IL-4 的释放仍存在重合阶段。

三、细菌与材料的相互作用

当植入体进入体内后，其表面会立即与周围环境接触，包括细菌。细菌可能会附着在植入体的表面上，并形成生物膜。生物膜是一种由细菌分泌出的黏性物质所构成的复杂结构，它可以保护细菌免受宿主免疫系统和抗生素的攻击。一旦生物膜形成，细菌就能在植入体表面持续存在并繁殖，从而增加感染的风险。此外，植入体的材料和表面特性对细菌的附着和生长有着显著影响。一些材料可能更容易吸引细菌，而另一些则具有抗菌性能。

当植入部位发生感染时，细菌与植入体之间的相互作用会变得更加复杂。细菌可以通过分泌毒素和酶来破坏植入体的结构和功能，导致植入体失效。同时，感染还会引发宿主的免疫反应，可能导致局部或全身的炎症反应，进一步影响植入体的稳定性和功能。研究发现，金黄色葡萄球菌和表皮葡萄球菌是外科植入相关感染主要的致病菌。细菌感染使组织整合过程变得复杂。细菌的初始粘附被认为是感染的关键事件，100 个细菌集落单位（CFU）的金黄色葡萄球菌就足以引发皮下植入感染。Gristina 用"竞争表面"（race for the surface）来描述细菌和组织细胞在材料表面的粘附行为，一旦细菌在植入体表面粘附后，就会逐渐聚集、增殖、合成胞外聚合物（extracellular polymeric substance，EPS），进而形成生物膜，保护细菌不被宿主的免疫系统及抗菌剂清除。所以，抑制细菌的初始粘附是避免植入体感染的关键。

细菌一旦接种到植入体表面，就有可能发生初始粘附。有研究者提出，如果细菌与植入体表面的电性相同，则细菌必须克服势垒才能接近植入体表面，并在化学键力、亲水性作用、偶极间力等短程力的作用下粘附于植入体表面；相反，如果细菌与植入体表面的电性相反，则利于细菌粘附。因此，细菌、植入体材料以及介质共同影响着细菌在植入体表面的粘附。

目前，植入体表面的抗菌改性方法主要有：抛光处理、阳极化处理、构建蛋白抑制表面、载银涂层、抗生素涂层和表面接枝抗菌肽等。研究者考察金黄色葡萄球菌在酸碱处理、碱热处理和阳极氧化处理的生物活性钛植入体表面的粘附情况，结果显示受植入体表面形貌显著影响着细菌的粘附增殖，其中碱热处理的钛植入体表面和阳极氧化处理的钛植入体表面均不利于细菌的增殖和粘附，显示出较好的抑菌性能。Sabrina 等人发现锐钛矿型的 TiO_2 纳米管可以减少细菌的粘附。

四、骨组织与材料的相互作用

生物医用钛材料在骨科植入领域应用最为广泛，以下就以骨科植入为例，介绍植入体与宿主间的长期稳定相互作用。随着植入时间的推移，植入体与宿主骨组织之间的相互作用逐渐加强。如果材料具有良好的骨整合性，就能够促进成骨细胞的黏附、增殖和分化，进而形成新的骨组织。这样，植入体与骨组织之间的结合将更加牢固，有利于其长期维持稳定和发挥功能。植入体的表面特性是骨植入界面上的复杂细胞行为和体外细胞反应的主要决定因素，不同的参数，如表面形貌、化学成分、电荷和培养条件（体外）或生理环境（体内），影响着细胞与植入材料之间的相互作用。

骨组织是一种高度动态的组织，不断地经历着重塑的和再生。骨组织由骨细胞和钙化的细胞间质组成，具有多孔结构，孔径的尺寸决定了骨组织的强度。骨细胞主要包括成骨祖细胞、成骨细胞、骨细胞和破骨细胞。骨基质由有机和无机成分组成，有机成分主要是 I 型胶原和一些无定型基质，无机成分主要是羟基磷灰石（HA）结晶。骨组织的分层结构影响着骨细胞的特定行为。理想情况下，钛植入体表面应具有与天然骨相似的形貌特征，以促进所需的细胞反应，从而实现骨整合。

骨整合是一个动态变化的骨改建过程，其生物学过程也包括三个阶段。第一阶段，植入体进入体内后，创面内的血液和组织液中的活性因子，包括血小板衍生因子（platelet-derived growth factor，PDGF）、TGF-β 和内皮生长因子（endothelial growth factor，ECDGF）等吸附在材料表面，对骨整合产生积极影响。第二阶段，处在炎性反应阶段后期的 M2 型巨噬细胞分泌大量有利于骨形成的细胞因子，如骨形成蛋白-2（bone morphogenetic protein，BMP-2）、TNF-α 等促进骨形成。其中 BMP-2 是关键的骨形成促进因子，能够刺激骨髓间充质干细胞（bone mesenchymal stem cells，BMSCs）的粘附、增殖及分化，最终诱导新骨形成。大量研究均表明巨噬细胞通过分泌 BMP-2 诱导 BMSCs 向成骨分化，促进成骨。第三阶段，BMSCs、成骨前体细胞分化为成骨细胞，向种植体表面趋化粘附，在不同的生化和生物力学刺激，以及血清蛋白和生长因子的作用下，成骨组织开始形成，成骨细胞迁移至骨–植入体组织界面，通过表达 BMP-2、TGF-β 等促进 ECM 的合成、分泌和矿化。成熟的成骨细胞分泌大量富含 I 型胶原蛋白的 ECM，这些基质与成骨细胞结合，并通过矿化形成新生类骨质，在植入界面处形成与天然骨相似的新骨组织。

在此过程中作为干细胞储备的 BMSCs 发挥了重要的作用。当植入体植入后，整合素作为起始分子帮助 BMSCs 粘附在材料表面，在多种基质蛋白和细胞因子的作用下，BMSCs 分化为骨祖细胞，进而分化为成骨细胞，与破骨细胞形成动态平衡，这一时间线如图 1-4 所示。在细胞粘附和趋化过程中，MCP-1 与其受体 CCR2 结合，作为多种细胞的强效趋化剂，促使细胞从远端向植入部位迁移，该过程中间充质干细胞（MSCs）的趋化因子受体 CXCR4 发挥重要作用，与其唯一的配体 SDF-α1 高效结合，使 MSCs 向植入部位迁移并向骨原细胞和成骨细胞分化。在愈合的早期阶段，靠近材料表面的 BMSCs 通过整合素与 ECM 蛋白相互识别从而激活粘附过程。整合素是一种细胞表面受体蛋白，可与 ECM 粘附蛋白相互作用，后者聚集在局部粘附位点，从而参与细胞与材料的粘附。整合素与 ECM 蛋白之间的相互作用是通过识别精氨酸-甘氨酸-天冬氨酸（RGD）序列的结构域来介导的。

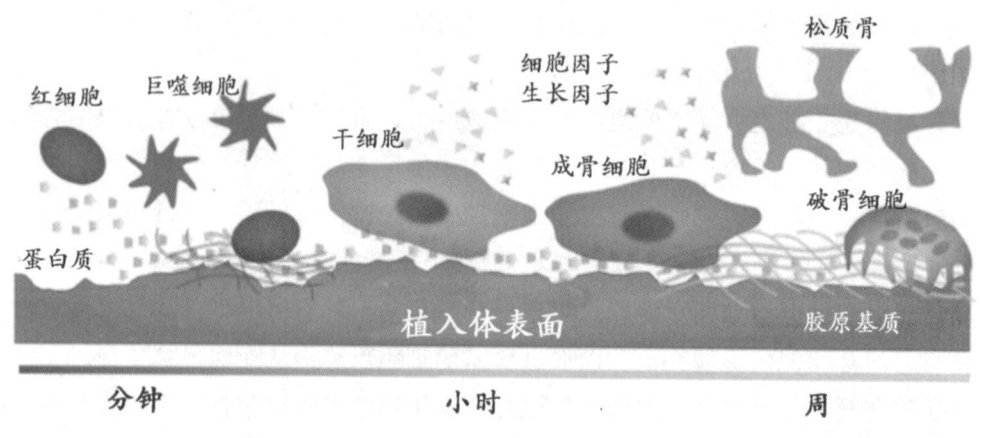

图 1-4　植入体表面与骨组织相互作用的时间线

（资料来源：Boyan BD, Cheng A, Olivares-Navarre R, et al. Implant Surface Design Regulates Mesenchymal Stem Cell Differentiation and Maturation [J]. Advances in Dental Research, 2016, 28 (1): 10-17.）

材料的表面特性会影响上述相互作用，进而影响成骨细胞的分化、成熟和局部因子的产生，最终影响基质的形成和骨整合效果。Olivares-Navarrete 等人研究报道，将用成骨细胞的条件培养基处理的 MSCs 在微粗糙钛表面培养后分化为成骨谱系，细胞通过整合素 α2β1 的信号传导也可诱导 Dickkopf 相关蛋白 Dkk2 的分泌，而 Dkk2

能促进 MSCs 成骨分化。此外，通过调整材料的微观和纳米级结构，可以进一步模拟天然骨组织的拓扑结构，为整合素提供适宜的锚定位点，从而改善细胞伸展和功能。这种仿生方法不仅有助于提高细胞与植入材料之间的相互作用，还能诱导导细胞迁移、分化和成骨等行为。

总体而言，通过表面改性增加材料表面的亲水性和粗糙度，会对细胞的成骨分化产生积极影响，并增强钛植入体的骨整合。亲水和粗糙的表面支持细胞附着，而宏观和微米尺度的粗糙度改善了植入体在骨组织中的机械锚定。粗糙化处理能产生更大的表面积，从而为细胞粘附提供更广阔的空间。此外，通过结构变化进行的表面改性会影响材料表面的化学性质，如表面粗糙度的增大可以导致有利于成骨刺激的表面化学成分变化。反之亦然，化学方法表面改性，如涂覆各种分子也会改变材料表面粗糙度和结构。

五、创面愈合过程中皮肤组织细胞与材料的相互作用

外固定架、植入式假肢及牙种植体等经皮植入器械与皮下软组织之间的相互作用直接影响其临床应用的成功率。一旦经皮植入器械被植入体内，它会在皮肤上形成一个永久性的创伤。由于植入体的存在，皮肤无法恢复到正常的连续状态。因此，植入体表面必须有利于皮肤组织发挥正常功能，并在植入体与皮肤组织的界面处形成良好的生物密封，以避免感染。在临床应用中，引起经皮器械失效的原因包括感染、上皮移行、机械撕扯，以及上述几种情况同时发生。由于术后容易发生细菌感染，导致植入体与皮肤组织界面难以形成良好的密封，进而引起植入部位发生炎症、肿胀、脓液积聚等，最终导致界面处发生感染，从而引发植入失败。

研究者们已总结了经皮植入器械与皮肤及皮下组织结合时发生感染的原因。经皮植入体穿过软组织时，基底膜细胞会沿着植入体的切口增殖和迁移，但植入体表面的结缔组织阻碍基底膜细胞到达植入体，所以基底膜细胞只能沿植入体表面纵向延伸从而形成窦袋，造成植入部位的感染。为了避免窦袋的形成，研究者构建了多孔的植入体，使基底膜细胞长入植入体表面的孔隙内，从而阻止细菌感染和液体渗漏。但是，体内实验发现上皮细胞也会一同长入植入体的孔隙内，上皮细胞的增殖和成熟导致了上皮的整体迁移，从而引发感染和植入体脱落。同时，植入体会受到各种机械刺激，这些机械刺激使得皮肤组织与植入体无法紧密结合，细菌由此入侵从而引发感染。重复的机械刺激破坏了植入体表面的组织，植入体与皮肤之间的相对运动也会引起慢性炎性。当感染发生时，植入体与皮肤基底膜细胞及皮下组织界面处会形成很厚的粒状组织包囊，其中包含大量的炎性细胞。包囊与植入体表面的空隙内有血浆、细胞碎片等，而没有成纤维细胞、胶原纤维和血管等。感染发生时，

上皮细胞将不再增殖,且会脱离植入体表面,即无法形成上皮密封,从而不能抑制细菌的侵入和炎症细胞的反应,最终导致植入体脱落。

1. 表皮细胞及细胞外基质

人体皮肤的表皮结构中主要的功能细胞有角质形成细胞、黑色素细胞和朗格汉斯细胞。其中,表皮角质形成细胞是一种不断分化的鳞状上皮细胞,通过分泌角蛋白形成表皮的屏障,抵御一定程度的机械性和化学性刺激;同时通过分泌多种细胞因子调控表皮及真皮的基质代谢。角质形成细胞分泌的细胞因子见表 1-4。表皮细胞外基质是表皮组织发挥生理作用的基础,主要成分包括糖胺聚糖、蛋白多糖、透明质酸、Ⅲ型胶原蛋白、脂类等,其主要功能包括维持表皮的弹性、延长表皮细胞寿命等。

表 1-4 角质形成细胞分泌的细胞因子

因子种类	具体成员
白细胞介素	IL-1α、IL-1β、IL-3、IL-4、IL-6、IL-7、IL-8、IL-10、IL-12
干扰素	INF-α、INF-β
克隆刺激因子	GM-CSF、G-CSF、M-CSF、IL-3
肿瘤坏死因子	TNF-α
生长刺激因子	EGF、bFGF、KGF、NGF、IGF、VEGF
转化生长因子	MGSA/Gro-α、PDGF、TGF-α、TGF-β
趋化因子	IL-10、IL-8、MCP-1、Gro-α、Gro-P (MIP-1)、Gro-γ

G-CSF:粒细胞集落刺激因子;M-CSF:巨噬细胞集落刺激因子;bFGF:碱性成纤维细胞生长因子;KGF:角质细胞生长因子;NGF:神经生长因子;IGF:胰岛素样生长因子;MGSA/Gro-α:黑素瘤生长刺激因子/人生长调节致癌基因 α。

2. 真皮细胞及细胞外基质

真皮是维持皮肤正常生理功能的重要结构,是皮肤附属器、血管、神经等的支架,真皮中分布有多种结缔组织细胞、胶原纤维、弹性纤维,使真皮组织表现出良好的柔韧性,与其上的表皮组织和其下的皮下组织一同构成完整的皮肤屏障。成纤维细胞是真皮组织中一种非常重要的功能细胞,其主要功能是合成胶原纤维、胶原蛋白和糖胺聚糖等细胞外基质。成纤维细胞通过分泌 TGF-β1、IL-6 和 IL-8 等细胞因子调控表皮角质形成细胞的迁移和真皮成纤维细胞的增殖,进而调控皮肤细胞外基质的合成与代谢。同样地,皮肤细胞外基质的合成与分解也影响着成纤维细胞和角质形成细胞的增殖迁移。

真皮的主要细胞外基质成分是胶原纤维，真皮各层中胶原纤维束的粗细不同，其中乳头层中的胶原束最细，排列方向不固定；网状层中的胶原纤维较粗，与表皮皮面平行，紧密排列呈束状。真皮内的胶原纤维主要成分为Ⅰ型胶原蛋白（80%~90%）和Ⅲ型胶原蛋白（约为8%），其韧性大，抗拉能力强，但无弹性。

3. **植入体植入后创面的愈合过程**

Werner 等总结了伤面的修复过程（图 1-5），主要包括三个阶段：首先为炎性反应阶段，创伤后的 12~24 小时内，伤口处形成凝血块，受损血管释放的生长因子、细胞因子等诱导中性粒细胞迁移到伤口处吞噬细胞碎片、死亡组织等；其次为肉芽组织形成阶段，创伤后的 3~7 天，中性粒细胞凋亡，大量的巨噬细胞聚集在伤口处，内皮细胞迁移至此大量增殖，形成新生血管，接着成纤维细胞也迁移到伤口处开始增殖形成细胞外基质，为之后角质细胞的迁移提供一个新的基底，随后角质细胞在伤口前缘处增殖和成熟；最后为伤口重塑阶段，创伤后的一到两周，伤口处充满了新生的肉芽组织，成纤维细胞转化为肌成纤维细胞，伤口开始收缩，胶原大量沉积，伤口处形成新的表皮组织。

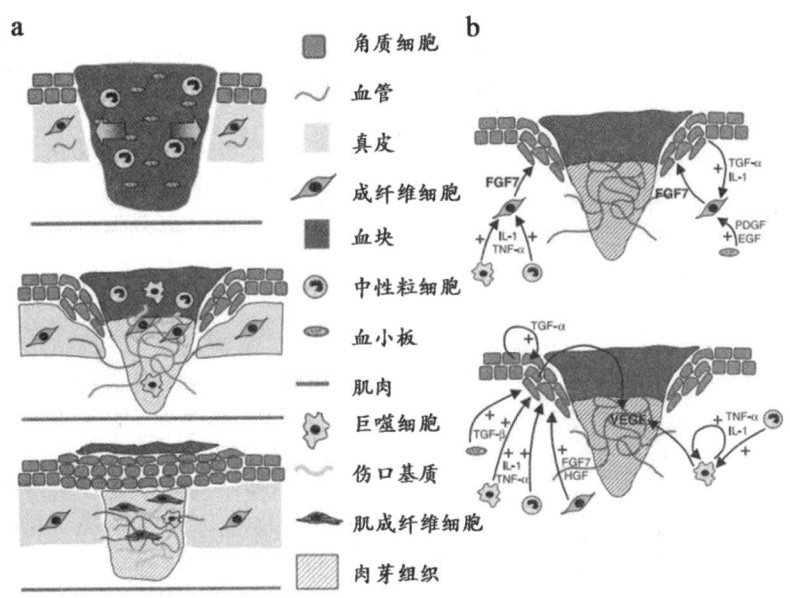

图 1-5　创面修复过程示意图

a.创面的愈合过程；b.愈合过程中细胞因子的相互作用—假想模式。

（资料来源：Werner S, Grose R. Regulation of wound healing by growth factors and cytokines[M]. Physiological reviews,2003,83(3): 835-70.）

创伤愈合过程中大量的细胞因子参与其中，Werner 对因子间的相互作用机制提出了两种假说：一是成纤维细胞生长因子（fibroblast growth factor/ keratinocyte growth factor，FGF7/KGF）的作用机制，血小板增殖分泌的 PDGF 和 EGF 刺激成纤维细胞分泌 KGF，巨噬细胞和中性粒细胞分泌的 IL-1 和 TNF-α 进一步引起 KGF 的大量分泌，同时表皮细胞分泌的 IL-1 和 TGF-α 也可以刺激 KGF 的分泌，KGF 作用于表皮细胞促进其增殖分化；另一种是 VEGF 的调控，血小板释放的 TGF-β 和巨噬细胞释放的 TGF-β、IL-1、TNF-α 共同刺激表皮细胞和巨噬细胞释放 VEGF，同时成纤维细胞分泌的 KGF、肝细胞生长因子（hepatocyte growth factor，HGF）和表皮细胞分泌的 TGF-α 也刺激表皮细胞表达 VEGF，促进血管再生。

由于植入体的存在，植入体创口的愈合与单纯创伤修复相比有其特殊性。皮肤在正常伤口愈合的时候以恢复皮肤的连续性为目的，但当植入体存在时，皮肤组织只能沿植入体向下移行至深层结缔组织，形成紧密贴附于植入体表面的结构。经皮植入器械植入体内 48 h 后，成纤维细胞开始到达植入体表面并合成胶原纤维，同时切口处的表皮细胞开始增殖并向下迁移至植入体与切口界面处，迁移过程直至遇到真皮层下的脂肪组织才停止。若植入材料生物相容性较差，植入体表面会聚集大量的免疫细胞和少量的成纤维细胞，表现出慢性炎症反应的典型症状。若植入材料有良好的生物相容性且具有多孔结构，表皮细胞会锚定在植入体表面的孔隙内，紧密贴附于植入体表面，继续增殖形成成熟的表皮组织，从而形成生物密封。

Jansen 等人将表皮细胞培养在羟基磷灰石、聚苯乙烯、钛、金和碳材料的表面，发现 HA 和聚苯乙烯材料表面的表皮细胞形成了类半桥粒结构，钛、金及碳材料表面无此类结构，说明材料的性质影响着表皮细胞的附着。对不同材料与成纤维细胞和表皮细胞的生物相容性的研究发现，成纤维细胞在纯钛表面生长良好，而表皮细胞在碳表面生长良好，同时经微弧氧化后的材料表面有利于成纤维细胞的粘附。

有学者认为，皮肤组织细胞通过锚定于材料的孔隙内与植入体形成牢固结合，从而减少了经皮植入体与皮肤组织间的相对运动，同时也阻止了上皮迁移。基于这一观点，大量研究者在植入材料表面构建多孔结构，其孔径尺寸直接影响着皮肤组织细胞的锚定及增殖。当植入体表面的孔径小于 10 μm 时，皮肤组织细胞、血管及神经细胞均无法进入孔内，从而不能形成成熟的组织及机械性连接，容易形成纤维包囊引起植入失败。当孔径大于 40 μm 时，植入体与皮肤组织及骨组织间均能形成机械性连接，大大提高了植入体的植入成功率，但也增加了细菌感染的风险。同时，孔径过大会降低植入体的硬度和强度，造成植入体断裂。Aokie 及 Yosguharu 使用致密的 HA 植入狗背部，在静态条件下进行，17 个月后发现上皮迁移不到 1 mm，组织学检测表明致密 HA 与皮下组织及皮肤之间结合紧密，结缔组织已长入降解的材料表面，纤维包囊非常薄且组织中无炎症细胞分布。

以上结果表明孔隙尺寸仅是影响皮肤组织与植入体界面良好结合的因素之一，能否形成良好密封主要取决于植入体表面能否增强表皮及真皮细胞的生理功能。大量研究表明，纳米结构的材料表面不仅可以促进多种细胞的增殖分化，而且其表面结构的有序程度对细胞行为也起着调节作用。在喷砂处理的钛表面表皮细胞增殖良好，呈立方形铺展。Smith 等人在 70~90 nm 管径的 TiO_2 纳米管表面分别培养表皮细胞和成纤维细胞，结果发现该表面有利于成纤维细胞的增殖分化，但不利于表皮细胞的增殖分化。

然而，植入体在宿主体内长期存在可能引发一些问题。例如，材料的腐蚀或磨损可能导致金属离子的释放，进而引发局部或全身的毒性反应。此外，植入体与宿主组织之间的微动也可能导致无菌性松动或骨溶解等问题。

因此，对于生物医用钛材料而言，不断优化其表面改性技术、提高其生物相容性和骨整合性、降低其潜在的毒性风险，是确保其成功应用于临床的关键。同时，对于植入体在体内的长期表现和潜在风险，也需要进行持续的观察和研究。

第二章 生物医用钛材料表面改性技术

第一节　表面改性技术的分类及原理

表面改性是指在保持材料原有性能的前提下，赋予其表面新的性能。表面改性技术是指通过机械、物理、化学或生物化学手段对材料表面进行改性，以改变其表面性质和功能的一种技术。此技术的目的是使材料表面获得与基体不同的组织和性能，既能发挥基体材料的力学性能，又能使材料表面获得各种所需的特殊性能，如亲水性、生物相容性等，同时还可以弥补材料表面的缺陷，延长材料的使用寿命。表 2-1 总结了常用的生物医用钛材料表面改性方法。

表 2-1　常用的生物医用钛材料表面改性方法

机械改性	物理改性	化学改性	生物化学改性
加工	物理气相沉积	酸蚀处理	化学共价固定
磨削	热喷涂	碱热处理	溶胶-凝胶
抛光	离子注入	电化学法	层层自组装
喷砂	激光熔覆	—	—

一、机械方法表面改性

机械方法通常是指通过外力来处理、塑造或清洁表面，目的是去除表面污染和/或获得特定的表面形貌，从而改善钛植入体的植入效果。机械方法通常包括机加工、磨削、抛光和喷砂。其中，喷砂是在钛表面形成粗糙形貌以提高生物活性的最常见方法。

喷砂处理是利用喷砂机，借助压缩空气将喷砂材料（Al_2O_3、TiO_2、HA 等）高速喷射到材料表面，使表面产生凹坑（微米级），从而获得一定表面粗糙度的处理方法。这种处理产生的表面的粗糙度和形貌取决于喷砂材料的形状和大小，以及使用的气压。应用于生物医用钛材料表面改性时，喷砂材料应具有化学稳定性、生物相容性，并且不应阻碍钛植入物的骨整合。大量研究表明，喷砂处理后的粗糙表面有利于骨组织和种植体表面形成机械锁结，这能够提高钛植入体的生物相容性和骨整合能力。此外，喷砂处理还能够增强材料表面的抗菌性能和机械稳定性。但是，喷砂处理后钛材表面的残留喷砂颗粒在植入机体后可能会释放到组织中，影响骨整合。

二、物理方法表面改性

物理方法是指直接在钛表面形成涂层而不发生化学反应的处理方法，涂层的形成主要由热能、动能和电能驱动。传统的物理表面改性方法包括物理气相沉积、热喷涂、离子注入与沉积、激光熔覆等技术手段。其具有工艺简单、操作方便、对环境无污染等优点，应用广泛。

1. 物理气相沉积

物理气相沉积（PVD）技术是在真空条件下，利用热蒸发或辉光放电、弧光放电等物理过程，在基体表面沉积具有某种特殊功能薄膜的技术。物理气相沉积表面改性可以提高生物医用钛材料的耐腐蚀性，增加材料表面硬度，调节材料表面能，增强生物相容性，促进骨整合。其沉积类型主要包括真空蒸镀、磁控溅射和离子镀，三种物理气相沉积形成的膜层特点比较见表2-2。

表 2-2 三种物理气相沉积形成的膜层特点比较

分类	密度	气孔	附着力	内应力	绕射力
真空蒸镀	低温时密度较小，但表面平滑	低温时多	较差	拉应力	差
溅射镀膜	密度大	气孔少	较好	压应力	一般
离子镀	密度大	无气孔，但膜层缺陷较多	很好	因工艺条件而定	良好

（资料来源：参考文献[12]）

（1）真空蒸镀。

真空蒸镀是利用真空泵将沉积室抽成真空，然后用高熔点材料制成的蒸发源将沉积材料加热、蒸发，沉积于基片上。该方法操作方便，沉积参数易于控制；膜沉积速率高，可以多块同时蒸镀。但是沉积温度较高，膜与基体的结合强度不高，容易剥落，在钛合金表面处理中应用并不多。

（2）磁控溅射。

磁控溅射是指惰性气体（通常为氩气）在磁场的控制下产生辉光放电现象从而产生带电离子，带电离子经电场加速后撞击靶材表面，轰击出的靶材原子在电场的加速作用下沉积在基材表面成膜。目前，常采用磁控溅射技术来制备多种膜层，如氮化物(TiN、ZrN、TiAlN 等)膜及类金刚石(DLC) 膜，这些膜能够降低钛合金表面摩擦系数，提高其耐磨性能，同时改善钛合金的耐腐蚀性能。此外，可以通过磁控共溅射的方式在上述膜层中掺杂元素，进一步改变膜的生物学特性。Mekinis 等人通过磁控溅射在 DLC 膜中掺杂银元素，这种处理方法可以在保持膜硬度不变的同时减小膜中的残余应力，同时使膜层具有抗菌性、耐磨性等复合功能特性。

（3）离子镀。

离子镀是以待镀金属作为阴极，通过它与阳极壳体之间的弧光放电，使靶材蒸发并离子化，形成空间等离子体，对工件进行沉积镀覆。多弧离子镀兼具真空蒸镀的沉积速率快和磁控溅射的离子轰击清洁表面的特点，且具有膜层附着力强、绕射性好、可镀材料广泛等优点。目前已应用多弧离子镀工艺在不同基体上制备 TiC、TiN、ZrN 等硬度大、摩擦系数小且抗磨损性能好的薄膜，具有广阔的发展前景。

2. 热喷涂

热喷涂技术是采用气体、液体燃料，电弧、等离子体弧，以及激光等作为热源，将喷涂材料加热到熔融或半熔融状态，通过高速气流使其喷射并沉积到经预处理的工件表面，从而在基体上形成附着牢固的涂层。喷涂材料包括粉末、悬浮液、棒状、线状或液体形式的金属和非金属材料。生物医用材料的热喷涂技术主要包括等离子喷涂、高速氧燃料（HVOF）喷涂和冷喷涂。

等离子喷涂技术是利用等离子枪产生直流电弧将粉末颗粒加热融化后高速喷射在基体表面，产生的成型涂层厚度从几微米到几毫米不等。20 世纪 70 年代，钛等离子喷涂（TPS）技术开始应用于钛植入体的表面改性，这一技术利用等离子体产生的高温将钛粉末熔化后喷射到植入体表面，形成一层具有特定性能的涂层。这种方法不仅提高了植入体的耐磨性和耐腐蚀性，还能够通过改变表面形貌来增强其生物相容性和骨整合能力。在骨科和牙科植入物中，TPS 技术已经成为一种重要的表面改性手段。通过这种技术，可以在植入体表面形成多孔的钛层，这种多孔结构能够促进骨细胞的生长和分化，从而提高植入体与周围骨骼的结合强度。一项临床研究显示，TPS 涂层种植牙在 5 年随访研究中的种植成功率为 86.7%。然而，由于植入体表面和宿主骨之间的机械摩擦，TPS 涂层与植入体的结合强度以及颗粒的释放情况也引起了争议。为了减少钛颗粒的溶解和释放，研究人员探索了 TPS 表面的一些后处理。目前，常用方法是在植入体表面制备 HA、硅酸盐等生物陶瓷涂层，这一涂层不仅能克服钛在体内的离子释放以及抗磨损性较差的缺点，而且能提高钛植入物的生物形容性和骨整合能力。Ke 等在 Ti-6Al-4V 基材上使用激光工程网状整形（LENS™）生产了 HA 涂层，然后使用等离子喷涂制备了 HA/MgO/Ag$_2$O 涂层，以增强涂层和基材之间的黏合强度，如图 2-1 所示。与单纯的等离子喷涂涂层相比，LENS™ 和等离子喷涂程序将黏合强度从 26±2 MPa 提高到 39±4 MPa。此外，由于 LENS™ HA 层的结晶增强，Ag$^+$ 释放量减少到 70%。

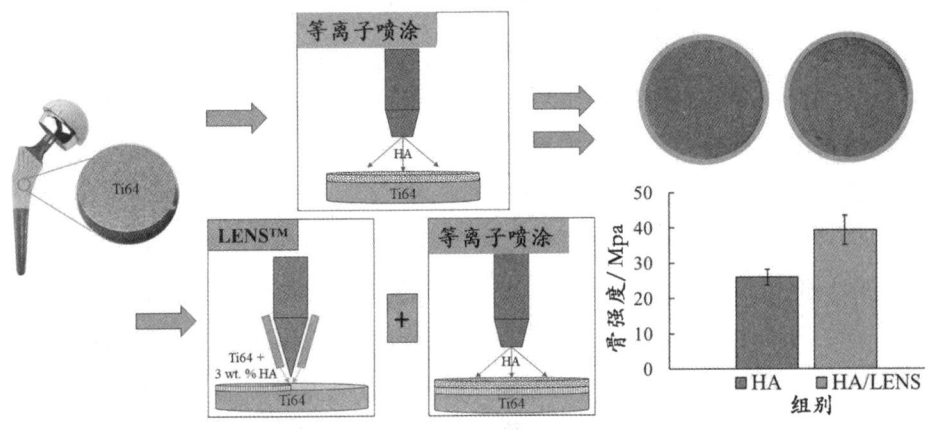

图 2-1 等离子喷涂

（资料来源：参考文献[20]）

3. 离子注入与沉积

离子注入技术是在低温真空环境下对材料表面进行处理，从而改变材料表面化学、物理及力学性能的一种技术。其过程是在真空系统中，经加速的带电原子或离子照射并嵌入固体材料表面，从而在所选择的被注入区域形成一个具有特殊性质的表面层，即注入层。离子注入表面改性技术有两种：一种是束线离子注入，即传统的离子束离子注入（IBII）；另一种是等离子体浸没离子注入（PIII&D），其装置如图2-2所示。

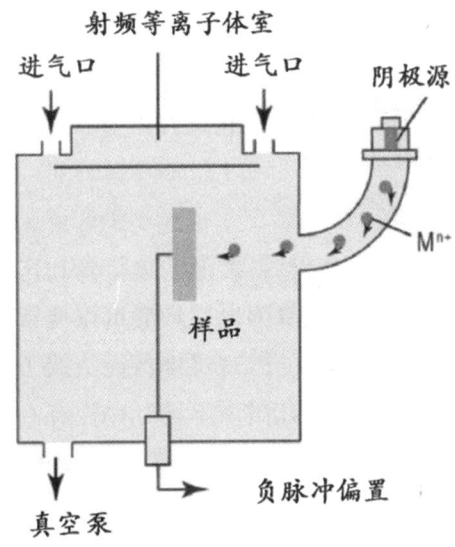

图 2-2 等离子体浸没离子注入（PIII&D）装置

（资料来源：参考文献[1]）

PIII&D 结合了其他传统等离子体和离子束方法的优点，可以执行多种过程，包括同时和连续的注入、沉积和蚀刻。PIII&D 系统包含一个带有工件载物台的真空室、一个高压脉冲调制器和一个等离子体源。PIII&D 可将非金属元素和金属元素注入钛表面，进而使之具备特定的表面功能。非金属元素的注入可以改变材料的物理化学性质，而不影响表面形貌，如 N 和 O 的注入能够提高材料的耐腐蚀性、耐磨性和细胞亲和性。材料表面形成的致密氧化层中，氧离子剂量越高，金红石相的厚度和量就越高。在研究中，高氧处理表面增强了 MSCs 的分化和体内骨整合。此外，经金红石相处理的表面也可以增强血液凝固和血小板活化，减少变形链球菌的粘附。除 N 和 O 外，还有包括 H_2O 在内的非金属物质已被用于修饰钛表面，以改善人成骨细胞（OPC-1 细胞）的粘附、迁移和增殖。金属元素注入钛表面常用以改善材料的成骨和抗菌活性，如 Ca 常用以促进成骨反应，而 Ag 和 Zn 可以抵御细菌感染。

4. 激光熔覆

激光熔覆是一种新型的材料加工和表面改性技术，其实质是将具有特殊性能（如耐磨、耐蚀、抗氧化等）的粉末先喷涂在金属表面上或同激光束同步送粉，然后使其在激光束作用下迅速熔化、扩展及凝固，在基材表面上形成冶金结合层的一种表面改性技术。目前，对钛合金表面激光熔覆的研究主要集中在改善耐磨性以及增强钛合金与有机体结合上。张松等人在 Ti6Al4V 合金表面制备出原位自生 TiC 颗粒增强钛基复合材料涂层，发现采用合适的合金粉末成分和激光辐照能量密度，可以获得结晶致密的熔覆层，明显改善了 Ti6Al4V 合金的表面硬度和耐摩擦磨损性能。

三、化学方法表面改性

化学改性主要是在钛基底和浸没介质的界面处发生化学反应，包括酸蚀处理、碱热处理、电化学方法和生化方法。

1. 酸蚀处理

酸蚀处理（SLA）通常用于去除材料表面的氧化物和污染物，以获得清洁均匀的表面。硫酸、盐酸、硝酸和氢氟酸等强腐蚀性酸可以使钛表面粗糙化，以获得不规则的微米级粗糙结构。酸蚀后表面的微观尺度特征依赖于酸浓度、溶液温度和酸蚀时间。酸蚀产生的微坑从亚微米到几微米不等，往往有利于细胞增殖和骨整合。Lamolle 等人在用弱氢氟酸（体积分数为 0.2%）溶液处理的钛表面上培养前成骨细胞 MC3T3-E1，观察到与光滑的对照表面相比，细胞毒性水平更低，细胞附着更好。原因可能是微/纳米级的形貌和表面组成，包括低碳氢化合物含量和氟化物、氢化物和氧化物的存在，共同为细胞生长提供了有利的微环境，增强了生物相容性。此外，在喷砂步骤之后进行酸蚀，可以去除喷砂残留物并细化表面形态和粗糙度。许多研究表明喷砂和酸蚀联合处理钛表面可显著改善骨整合。酸蚀处理还可用于基材的前期处理或与其他化学方法相结合。Arnould 等采用逐层溶胶–凝胶沉积技术在纯钛表面涂覆氧化钽涂层之后进行酸蚀处理，提高了基体的耐腐蚀性，同时所形成的粗糙表面有利于 HA 的生长，进一步提高了其生物活性。

2. 碱热

碱热处理是一种既简单又有效的使钛植入体表面生物活化的方法。自 1990 年以来，碱热处理被用于钛材料的表面改性，方法是将材料浸入 60 ℃的 5~10 mol/L NaOH 或 KOH 溶液中 24 小时，然后以 600 ℃加热处理 1 小时。碱热处理的钛表面通常可形成网络多孔结构的钛酸钠膜层，该膜层可与骨组织形成直接结合，此方法现已实现较大规模的临床应用。

碱热处理的典型过程大致如下：首先，钛基底可以与 NaOH 反应形成碱性钛酸酯水凝胶层；热处理后，水凝胶层经过脱水和致密化，形成稳定的无定形或结晶钛酸钠层。碱处理形成的钛酸钠层机械性能不佳，随后的热处理增强了钛酸钠层的稳定性从而显著增强了钛基底的生物活性。Salemi 等人利用 NaOH 溶液对钛植入体进行处理，然后在 60 ℃下进行热处理 1 小时后，将其置于仿生体液中 28 天，可以在钛植入体表面形成一层骨样磷灰石。

碱热处理通常联合 $CaCl_2$ 热水处理来增强钛植入体的骨整合能力。研究采用 NaOH-$CaCl_2$ 热水处理的钛植入体，在植入兔胫骨后 4 周表现出比单纯碱热处理表面更强的骨结合能力。此类方法丰富了最初开发的碱热处理，在提高钛植入体的生物活性方面更具优势。在此基础上，通过将其他生物活性离子（Ag、Sr 等）引入 $CaCl_2$ 溶液或最后一步的热水处理中，将这些离子掺入钛酸钙层中，从而实现具有多种离子的多功能表面，以提高植入体的成骨和抗菌活性。此外，利用电泳沉积-碱热法还可制备出内层致密、外层多孔的 HA 梯度涂层，该涂层可以诱导新骨长入孔内，实现骨与植入体的紧密结合。

3. 电化学改性

（1）阳极氧化。

阳极氧化是在金属上形成致密和保护性氧化膜的传统方法，成本低廉，操作简单。在典型的过程中，钛材料用作阳极，惰性材料（石墨和铂）用作阴极，在电解液中通过施加一定的电压电流，在钛材料表面发生氧化反应从而形成一层 TiO_2 纳米管膜层，这层氧化膜可增强钛的抗腐蚀性能，并具有一定的生物活性。图 2-3 是阳极氧化工艺示意图。

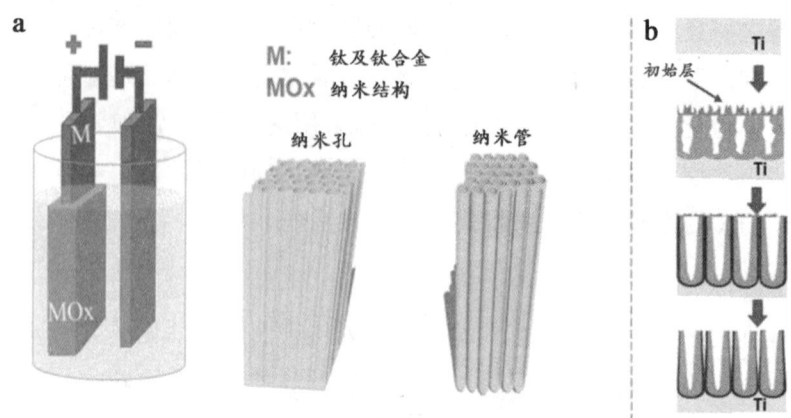

图 2-3　阳极氧化工艺
a. 电化学阳极氧化装置和可能产生的纳米结构；b. 纳米管的形成
（资料来源：参考文献[21]）

阳极氧化发生如下反应：

$2H_2O \rightarrow O_2 + 4e + 4H^+$　　　　①

$Ti + O_2 \rightarrow TiO_2$　　　　②

$TiO_2 + 6F^- + 4H^+ \rightarrow TiF_6^{2-} + 2H_2O$　　　　③

整个反应经过3个过程：首先由于反应①和②的作用，在钛表面形成一层薄的 TiO_2 氧化膜。随阳极氧化的进行，在 HF 作用下反应③使氧化膜部分溶解，形成凹孔，随着反应的进行，孔径趋向一致，得到有序的 TiO_2 纳米管薄膜。F^-是纳米管形成所必需的，电解质中的 F^- 可以与溶解在氧化物-电解质界面处的 Ti^{4+} 发生反应，并攻击形成的 TiO_2，形成不规则的纳米级孔隙，最后，氧化和溶解之间的竞争达到平衡，导致规则纳米孔或纳米管层的形成。

纳米管阵列的几何形状、直径和长度可以通过调节阳极氧化参数（如施加电压、阳极氧化时间和电解质组成）来改变。在影响 TiO_2 纳米管形貌和尺寸的几种主要的试验参数（电压、温度、时间、电解液浓度、电解液 pH 值）中，电压是 TiO_2 纳米管管径的最主要的影响因素，时间是 TiO_2 纳米管管长的最主要的影响因素。以下简要介绍对纳米管结构形成的重要影响因素。

①电解液组成。TiO_2 纳米管的纳米结构是在含氟电解液中通过施加电压对钛材进行料阳极氧化形成的，电解液的组成是影响纳米结构形成的关键因素。电解液分为有机体系和无机体系，最常用的有机电解质是甘油和乙二醇。研究发现，有机体系中生成的纳米管比无机体系中的纳米管更长，且管壁更光滑。此外，增加电解液中的水含量可以使纳米管的直径增加，调整电解液中的氟化物浓度可以改变纳米管的尺寸。

②阳极氧化时间。控制 TiO_2 纳米管结构形貌的另一个关键因素是阳极氧化时

间。研究表明,随阳极氧化时间的增加,纳米管分布的均匀性增加。然而,伴随着氧化时间继续增加,生成的纳米管将被电解质溶液腐蚀。因此,当氧化时间增加到一定程度,纳米管的生长速率将等同于化学蚀刻速率,此时生成的纳米管长度不再发生变化。图2-4为不同氧化时间制备的TiO$_2$纳米管断面图,氧化时间为1 h、6 h时制备的TiO$_2$纳米管管长分别约为800 nm、1 200 nm。本实验室前期的研究发现,将氧化时间延长至12 h时制备的TiO$_2$纳米管的管长增加至2000 nm左右。这表明,随着氧化时间的延长,纳米管的管长呈增加的趋势。

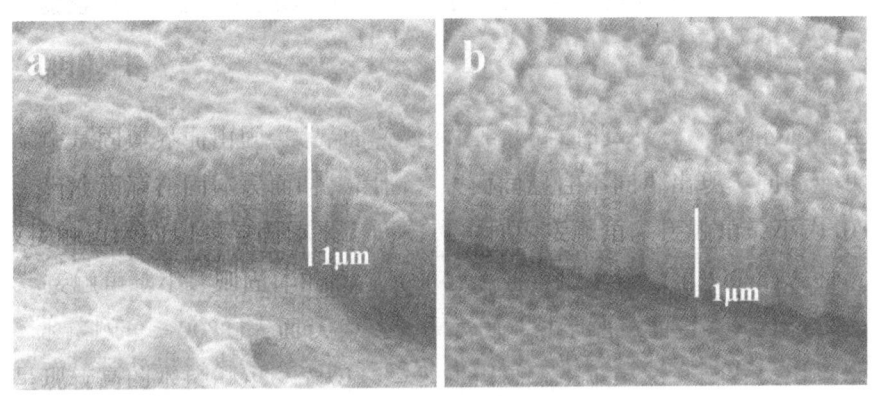

图2-4 不同氧化时间制备的TiO$_2$纳米管的断面

a.管长800 nm的TiO2纳米管;b.管长1200 nm的TiO2纳米管。

③阳极氧化电压。在阳极氧化过程中,施加的电压对TiO$_2$纳米管的结构形貌也起着至关重要的作用。研究发现,TiO$_2$纳米管的管径随着阳极氧化电压的增加而增加。在优化的磷酸盐/HF电解液中,纳米管直径可以通过调整氧化电压来控制,随着电压从5 V增加到20 V,制备的纳米管管径也相应从20 nm增加到100 nm。不同电压下制备的TiO$_2$纳米管的表面形貌如图2-5所示,图a、b、c分别为在20 V组合25 V、20 V、10 V电压下制备的TiO$_2$纳米管的表面形貌,图d为纯钛的表面形貌。从图中可看出随着电压的降低,制备的TiO$_2$纳米管的管径随之减小,管径尺寸分别为130~160 nm、80~110 nm和40~60 nm。依据管径大小取其均值将各组试样分别命名为TNT-150、TNT-100、TNT-50及pTi。

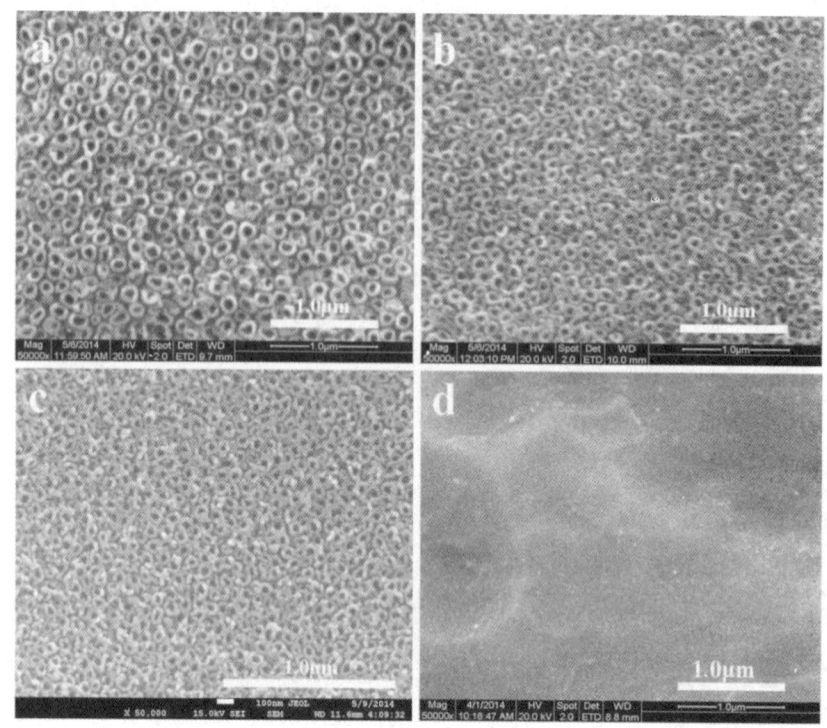

图 2-5 不同电压下制备的 TiO$_2$ 纳米管的表面形貌
a.TNT-150；b. TNT-100；c. TNT-50；d. pTi。

④阳极氧化过程中的电解液温度。电解液温度对纳米管形态和结构的形成也起着重要作用。Mor 研究了电解液温度对 TiO$_2$ 纳米管壁厚的影响，发现纳米管的壁厚随着电解液温度的降低而增加。

此外，电解液中的 F$^-$ 含量是影响纳米管形成速度的一个因素，F$^-$ 浓度越大，形成纳米管所用的时间越短。除了在含 F$^-$ 的溶液中，还可以在 NaOH 溶液中进行阳极氧化在钛表面形成纳米结构。

TiO$_2$ 纳米管具有高比表面积、纳米尺寸、低毒性、良好的生物相容性等优势，是生物医学领域的理想材料。其良好的细胞相容性能够促进多种细胞的粘附、增殖和分化，其独特的纳米结构还可广泛应用于药物输送系统、骨科植入物和抗菌剂等领域。许多研究团队围绕 TiO$_2$ 纳米管阵列在生物医学方面的应用作了大量研究。

在 TiO$_2$ 纳米管表面培养的细胞显示出更高的粘附性、增殖性、碱性磷酸酶活性和骨基质沉积。而且，TiO$_2$ 纳米管的纳米形态特征对细胞的影响存在明显的直径尺寸效应。有研究表明直径约为 15 nm 的 TiO$_2$ 纳米管可显著增加间充质干细胞的粘附、增殖和分化，而直径为 100 nm 时则会导致细胞的程序性死亡。这种直径尺寸效应很可能源于细胞粘附初期所涉及的黏着斑复合物，其直径大约为 10 nm。因此，具有较小尺寸的纳米管结构，为细胞的初始粘附提供了更为有利的条件，从而有效地促进了细胞的增殖与分化。此外，不同类型的细胞在不同直径 TiO_2 纳米管表面的增殖活性也不尽相同。作者研究团队在不同管径 TiO_2 纳米管和纯钛表面分别培养人表皮角质细胞（Human epidermal keratinocyte，HaCat）和人真皮成纤维细胞（human skin fibroblast，HSF），发现管径为 100 nm 的 TiO_2 纳米管对 HSF 细胞的增殖迁移及相关因子分泌的促进作用最为明显，而纯钛表面能够促进 HaCat 细胞的增殖及相关蛋白的表达。将两种细胞接触共培养于材料表面时，TiO_2 纳米管可以通过促进成纤维细胞的增殖、分化进而促进角质细胞的成熟、分化。在不同管径 TiO_2 纳米管表面培养 MC3T3-E1 成骨细胞时发现，较大管径（大于 50 nm）的 TiO_2 纳米管更有利于成骨细胞的增殖和分化。

在 TiO_2 纳米管表面的细菌粘附行为也存在一定的趋势，与大直径纳米管层（80 nm）相比，较小直径的纳米管层（20 nm）在抑制细菌生长方面效果更好。除管径尺寸外，TiO_2 纳米管的晶相也强烈影响着细胞的活性。Yu 等人分别制备了无定形、锐钛矿和锐钛矿/金红石 TiO_2 纳米管，与光滑和无定形的纳米管表面相比，锐钛矿和锐钛矿/金红石表面的 MC3T3-E1 细胞增殖和矿化更好。

由于独特的管状结构，TiO_2 纳米管还常用于装载药物和生物分子，以增强钛植入体的生物活性或抗菌性（图 2-6）。一些模型药物，如大分子蛋白（如 BMP-2、PDGF-BB 和 FGF-2 等）和常见的小分子抗生素（如庆大霉素和西罗莫司），已被装载到纳米管阵列中，以增强成骨活性和抗菌特性。一项关于装载 PDGF-BB 的 TiO_2 纳米管的研究显示，装载的药物可维持至少 14 天的释放，且此表面在体外能促进 BMSCs 的粘附、增殖和分化，植入体内后也能较快诱导新骨形成。通常，在 TiO_2 纳米管内装载药物都是通过简单的物理吸附或从模拟体液中沉积实现的，这种方法容易引起药物的释放动力学不稳定，如早期的药物突释。因此，常在载药 TiO_2 纳米管表面涂覆阻隔涂层，如聚乳酸-乙醇酸共聚物（PLGA），以改善释放动力学，增强药物的稳定持续释放。

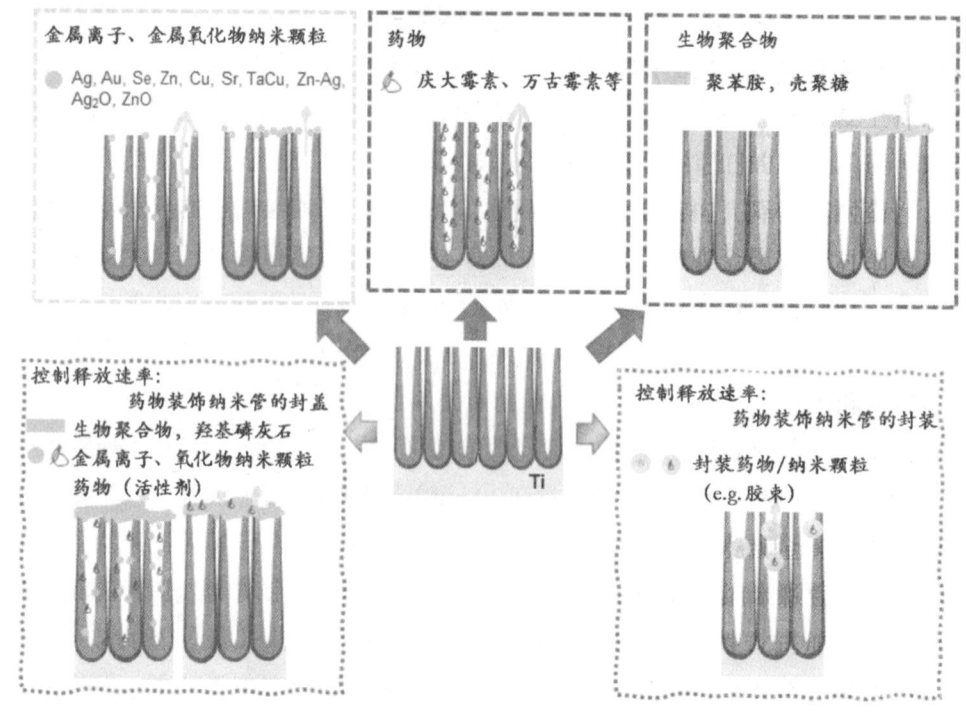

图 2-6 TiO$_2$ 纳米管在药物递送方面的应用
（资料来源：参考文献[21]）

（2）微弧氧化。

微弧氧化（Micro-arc Oxidation, MAO），又称为微等离子体氧化或阳极火花沉积，是一种在有色金属表面原位生成氧化物涂层的技术。其基本原理是将钛等有色金属或其合金置于电解液中，利用电化学方法在该材料表面微孔中产生火花放电斑点，在热化学、等离子体化学和电化学的共同作用下，使金属表面形成氧化物涂层（图 2-7）。这种技术可以在基体材料表面形成一层均匀、致密、结合力强的涂层，且该层具有硬度高、耐磨、耐腐蚀等优良性能。微弧氧化制备的多孔表面通常呈陨石坑状，中心有孔，其尺寸为几微米。微弧氧化制备涂层的质量和特性与加工参数有关，例如施加的电压、电解液组成和氧化时间。

大量研究表面通过微弧氧化在钛表面制备的氧化物涂层具有更好的生物活性、生物相容性和抗菌性能。电解液组成极大地影响了表面氧化物涂层的成分。因此，在微弧氧化的电解液中加入特定的生物活性元素（如 Ca、P、Mg 等），使其在微弧放电的作用下进入氧化层中，形成具有生物活性的涂层。这种涂层能够模拟人体骨骼或牙齿的成分，提高植入物与人体组织的结合力，减少植入后的松动和脱落风险。例如，Fe^{3+} 掺入的 TiO$_2$ 膜显著增强了成骨细胞的增殖、成骨分化和细胞外基质矿化。为了降低植入后感染，Ag、Zn、Cu 等抗菌元素也可以掺入氧化膜中，以阻碍细菌粘附和生物膜的形成。含不同浓度 Ag 纳米颗粒的 TiO2-Ag 涂层对耐甲氧西林金黄色葡萄球菌（MRSA）显示出有效的抗菌活性。但 Ag 作为一种强杀菌剂可能具有细胞毒性，因此一些温和的杀菌剂，如 Zn 和 Cu，可能对哺乳动物细胞更安全。

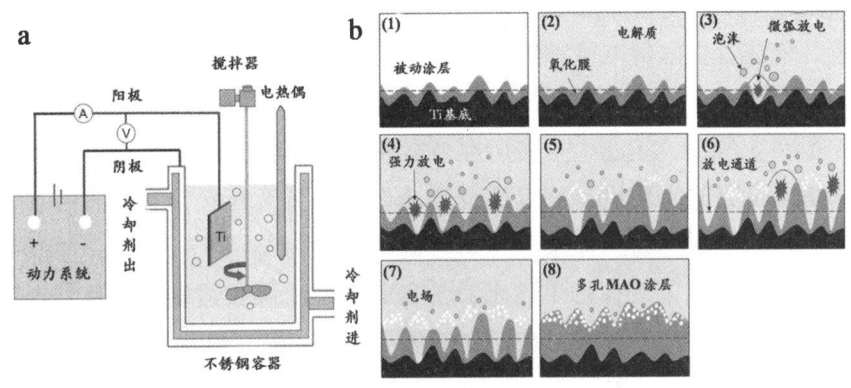

图 2-7　微弧氧化示意图

a.微弧氧化装置示意图；b.微弧氧化多孔涂层的形成过程示意图。当暴露在空气中时，钛金属表面会有一层钝化涂层（1），当金属暴露在电解液中时，会形成保护膜（2），随着电压的增加，在介电击穿条件下形成多孔氧化物涂层（3，4），当电压超过氧化物涂层的介电击穿时，将发生火花放电，形成较大的孔隙和相互连接的微观结构（5，6），氧化物涂层的循环形成和分解会引起电位波动（7），从而允许通过材料溶解和电解液气化形成陶瓷氧化物涂层（8）。
（资料来源：参考文献[29]）

（3）电化学沉积。

电化学沉积可分为电沉积（ED）和电泳沉积（EPD）。ED 是金属离子水解或金属络合物经阴极反应生成分散颗粒的电化学还原过程，可在钛基底上形成连续薄膜。而 EPD 利用电场将悬浮溶液中的带电有机或无机颗粒推向带相反电荷的电极，从而在材料基底形成薄膜。EPD 和 ED 之间的主要区别在于，EPD 所用的电解质是颗粒悬浮液，而 ED 所用的是盐溶液。

ED 不仅可以在电极上制造各种金属涂层，还可以通过控制电化学条件和电极界面环境，在导电材料上构建有机或无机薄膜。ED 被广泛用于在钛表面沉积钙磷盐涂层，以改善钛植入体的生物活性。沉积的钙磷盐涂层的组成、形貌、结晶度和稳定性与沉积参数有关，如电流密度、沉积时间、温度，以及电解质特性（如 pH 值、添加剂、离子浓缩物）。

大量研究利用 ED 在钛植入体表面制备 HA，以涂层改善成骨细胞粘附、增殖和相关基因表达，进而促进骨整合。由于 Na、Mg、Sr、Zn、F 和 Cl 等多种元素可以以离子取代形式存在于骨矿物质中，对骨矿物质的生物活性有明显的影响，因此在电解液中加入相应的离子可以制备离子取代的 HA 涂层。这种离子取代的 HA 涂层显著改善了涂层稳定性、细胞活性和抗菌性能。例如，在钛植入体表面制备的 Sr-HA

涂层可以增强细胞的粘附、增殖和分化，并诱导新骨形成及植入后的骨整合。类似地，Ag^+、Cu^{2+}、Cu^{2+}/Zn^{2+}和$Sr^{2+}/Mg^{2+}/Zn^{2+}$等离子可以通过单取代或共取代引入HA涂层中，用以促进成骨细胞活性并减少细菌感染。此外，还可以利用ED在钛植入体表面制备HA基复合涂层，这类涂层能更好地模拟机体组织的无机/有机层级结构和组成。例如，在电解液中加入Ⅰ型胶原后，在HA涂层成核和生长过程中，胶原可能起到与HA化学键合的"胶水"作用，阻碍HA的快速生长，从而产生凝胶-晶体杂化结构和微/纳米多孔涂层，最后在钛材料表面形成有序排列的纤维状晶体复合涂层。同样，可以将壳聚糖、肝素等可溶性化合物引入电解液中制备相应的HA基复合涂层，从而构建生物活性涂层。

EPD是一种典型的胶体加工技术，具有成型时间短、对基底材料形状限制小等优点。其原理是带电粒子分散或悬浮在液体介质中，然后在电场作用下向带相反电荷的电极移动，在基底材料上形成沉积膜。EPD通常在有机溶剂中进行，具有电导率低、悬浮液化学稳定性好、无电解反应等优点。许多因素会影响涂层性能，如粒径、液体介电常数、悬浮液电导率、Zeta电位、沉积时间和施加电压。

通过EPD制备的HA或HA基复合涂层在钛植入体表面改性领域应用广泛。与其他技术相比，EPD制备的HA涂层具有化学计量精确可控、沉积涂层纯度高、涂层厚度范围广（0.1 μm到100 μm）等优点。制备的HA涂层可显著促进细胞粘附、铺展、增殖、分化和细胞骨架动态重组，细胞与植入体界面的相互作用良好。为了赋予涂层更好的生物活性和抗菌活性，可以在电解质中掺入单一或者复合无机物或有机物以形成HA基的复合涂层，例如聚醚醚酮/HA、氧化石墨烯/HA、壳聚糖/HA、Ag/无定形磷酸钙/HA等。Suo等人通过EPD在钛植入体表面制备了厚度为10 μm的氧化石墨烯/壳聚糖/羟基磷灰石（GO/CS/HA）复合涂层，该复合涂层的黏结强度远高于HA、GO/HA、CS/HA涂层，且在体外显著增强了BMSC的铺展、增殖、碱性磷酸酶（ALP）活性和矿化能力，植入大鼠胫骨后也表现出良好的骨整合效果。类似地，一些药物或蛋白质分子也可以掺入EPD制备的涂层中，例如，将庆大霉素加入电解质中而加载到壳聚糖/HA涂层中，这种涂层有效地抑制了金黄色葡萄球菌和大肠杆菌的生长。

除了钙磷盐涂层外，一些聚电解质成分也可沉积在钛表面。壳聚糖/明胶和壳聚糖/丝蛋白可在酸性水溶液中通过静电相互作用形成聚电解质络合物从而形成共沉积涂层。一些无机元素，如Mg、Sr和Zn，也能够掺入壳聚糖/明胶电解质中形成有机/无机复合涂层，并通过释放离子促进细胞增殖和分化，增强材料的抗菌活性。

四、生化方法表面改性

1. 生物分子的化学共价固定

生物分子的化学共价固定是指通过化学接枝方法将生物活性分子结合到材料表面，以实现特定的细胞或组织反应。与非共价方法（物理吸附或捕获）相比，这种共价固定化方法具有特异性高、竞争性置换率低、损失率相对较低等优点。钛或钛合金表面没有大多数结合策略中共价固定生物分子所需的表面官能团（例如-NH$_2$和-COOH），但钛表面自然形成的钝化氧化膜在水环境中可以形成-OH，这为生物分子的共价固定提供了潜在的结合位点。通常，首先采用酸或碱浸泡等预处理方式在钛材料表面富集-OH，然后将连接分子以共价键的形式固定在钛表面。这些连接分子可以是合成化合物，如硅烷和聚乙二醇；也可以是生物衍生的化合物，如肝素、多巴胺和壳聚糖。最后，多肽和蛋白质等生物分子通过与这些连接分子发生反应即可被成功地固定在钛材料表面，从而有效地促进其生物活性。

硅烷化是将钛材料表面与生物分子连接起来的最常用方法。通常，硅烷可以和钛材料表面-OH之间发生缩合反应，在界面上形成Si-O键合。由于硅烷可以在头部基团或烷基尾部进行化学定制，因此许多尾部官能团类型（如-NH$_2$和-SH）可以通过使用偶联试剂（如氨基硅烷、巯基硅烷和缩水甘油氧基硅烷）引入钛材料表面进行后续修饰。生物活性分子（如多肽、胶原、BMP-2）可以通过与硅烷尾基的一步或多步后反应固定在表面，从而在体外和体内应用时增强成骨细胞或干细胞活性和减少感染发生。例如，首先用含炔基的硅烷修饰钛植入体表面，然后通过Cu（I）催化的叠氮化物-炔烃环加成（CuAAC-SB）与含有抗菌序列和血管生成序列的融合肽偶联。改性后的钛植入体对金黄色葡萄球菌清除率可达99.63%，同时还能增强感染和非感染骨缺损模型中的血管形成和骨整合（图2-8）。

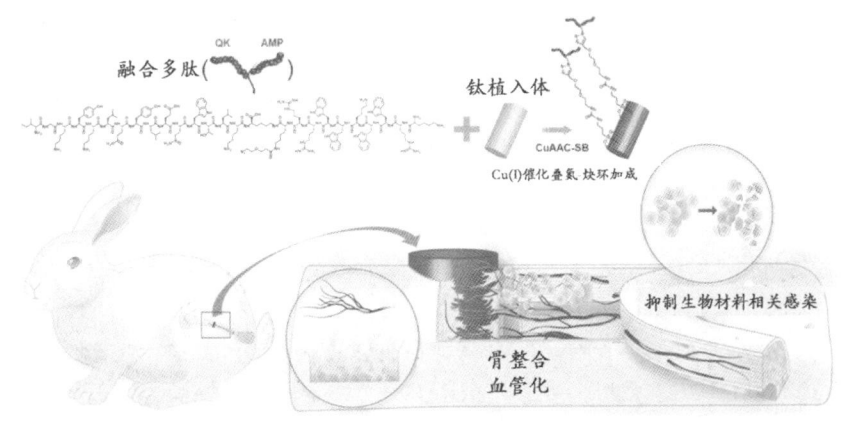

图 2-8 硅烷化表面改性

（资料来源：参考文献[1][31]）

多巴胺及其类似物是另一种广泛采用的连接分子。多肽、蛋白质、多糖和药物分子能够通过与基于多巴胺的连接分子直接偶联而附着在钛表面。多巴胺在钛表面粘附的机理仍在探索中，通常认为邻苯二酚基团与 TiO_2 上的羟基反应，相邻的邻苯二酚基能团与钛基底形成双齿类配位体。与硅烷类似，生物分子通过与多巴胺尾基的一步或多步后反应固定在钛表面。Wang 等人首先用聚多巴胺（PDA）预处理钛材料表面，然后沉积纤维蛋白原（Fg），改性后的表面可以大大削弱大鼠皮下部位的软组织反应并加强血管生成，改性钛植入体经皮植入胫骨后，增强了骨再生并抑制了上皮下移。此外，可以使用一些具有生物活性的组分来连接生物分子和多巴胺功能化表面，以实现对钛植入体的多功能改性。例如，羧甲基壳聚糖可以用于连接 BMP-2 和多巴胺功能化表面，以改善材料表面的成骨细胞活性并降低感染发生率。但这种传统的化学耦合通常涉及烦琐的化学反应和复杂的技术，往往需要多个反应步骤才能完成。为了简化这一过程并提升固定效率，研究人员已经开发出了一种表面引发的固定技术。这种技术采用类似"接枝"的策略，可以通过一步反应完成生物活性分子的固定，这大大简化了材料的表面改性过程，还提高了生物活性分子在钛植入体表面的固定效率。

含儿茶酚氨基酸（DOPA）基团的生物活性多肽因其在材料科学和生物医学领域的广泛应用而受到关注。DOPA 能够模仿海洋贻贝的粘合蛋白，特别是其在强粘附能力方面的特性。这种特性主要得益于儿茶酚基团与多种表面（包括金属和氧化物）形成强烈的配位作用或氢键的能力。活性多肽分子中 DOPA 基团和钛植入体表面氧化钛可发生高强度配位作用，通过简单的浸泡即可在植入体表面形成一层功能化涂层。固定在钛表面的 DOPA 基多肽可以增强细胞的粘附、增殖和分化，从而加速组织的愈合和整合。有研究将促进细胞粘附的整合素靶向序列（Arg-Gly-Asp, RGD）及成骨生长序列（OGP）分别连接于 DOPA 的氨基酸序列，制备了具有钛亲和性的生物活性多肽，改性后的钛植入体不仅能够促进 MSCs 的粘附和成骨分化，而且在植入兔体内后可以促进植入体与骨界面的骨整合（图 2-9）。

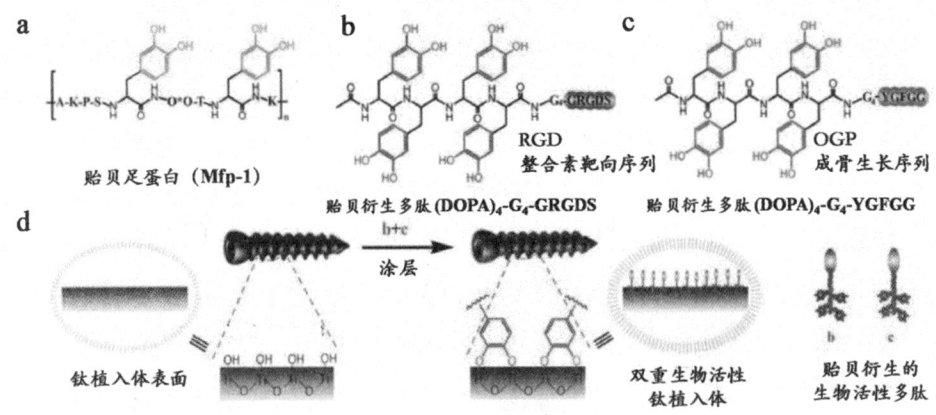

图 2-9　DOPA 表面改性

a.贻贝足蛋白（Mfp-1）的结构式；b、c.贻贝衍生肽(DOPA)4-G4-GRGDS 和 (DOPA)4-G4- YGFGG 的仿生学；d.利用贻贝衍生肽 b 和 c 对钛植入体进行表面双重生物修饰示意图。
（资料来源：参考文献[1][32]）

此外，其他的一些连接分子如聚乙二醇（PEG）、膦酸盐等，在生物分子的固定方面也被较好地应用。例如，利用膦酸盐基连接体尾部的多功能基团连接生物活性分子，从而制备具有改善成骨作用和降低细菌粘附性的多功能钛植入体表面。由于化学共价固定通常不能大大改变基底材料的形貌，因此在某些情况下，可将此方法与阳极氧化、喷砂处理相结合，以进一步改善材料的生物活性。

2. 层层自组装

层层自组装（LBL）依赖于两种或多种材料之间的互补相互作用，这些作用包括但不限于静电相互作用、氢键、分子间力以及共价键。通常，LBL 组装是通过静电相互作用进行的，首先带电材料吸附到基底材料上形成第一层膜，用适当溶剂清洗掉多余材料，接着吸附带相反电荷的材料形成第二层膜，随后循环上述吸附和清洗步骤直至获得所需结构和厚度的多层膜。许多类型的带电物质可用于层层自组装，如聚合物、胶体、纳米颗粒、生物分子甚至细胞。自组装技术的工艺参数（如时间和可扩展性）直接影响了所制备薄膜的物化特性（如厚度和均匀性）。

层层自组装已被广泛用于制备具有多种功能的钛植入体表面，通过精确控制多层膜的组成和结构，不仅能改善植入体的生物相容性和抗菌性，还能赋予其更多功能性特点，如药物控释能力及优化的物理、化学表面性质。壳聚糖（CS）、透明质酸和明胶（Gel）这些聚电解质是最常用的自组装材料。透明质酸和 CS 交替沉积在钛表面形成多层聚电解质（PEM），然后再将 RGD 固定在最外层，改性后的表面不仅显著减少了金黄色葡萄球菌的附着，而且增强了 MC3T3-E1 细胞的增殖活性和碱性磷酸酶活性。基于 LBL 独特的加工工艺，制备多层膜的过程中可以加入生物活性成分，如多肽、蛋白质和药物。例如，Chen 等人首先将 CS 与 β-环糊精（β-CD）结合，作为匹伐他汀（PTT）的储存库（CS-β-CD@PTT），然后组装由 CS-β-CD@PTT 和 Gel 组成的多层结构（LBL@PTT）。释放的匹伐他汀改善了 MSCs 的成骨分化和内皮细胞（EC）的血管生成能力。此外，HA 纳米纤维、负载药物的金属有机骨架化合物（MOFs）、负载药物的介孔 SiO_2 纳米颗粒等纳米材料也可以添加到 LBL 膜中用于增强钛植入体的成骨性能。Xing 等人首先制备了 siRNA 修饰的金纳米颗粒（AuNP@siRNA-CTSK），再将其嵌入由 CS 和 Gel 组成的聚电解质多层涂层[（AuNP@siRNA-CTSK）cg]，然后以此层层自组装膜层修饰钛植入体表面，如图 2-10 所示。材料影响破骨细胞中表达的组织蛋白酶 K（CTSK）调控的 siRNA 的释放，通过调控 CTSK-PDGF-BB-骨重塑通路，在体外明显增强了成骨相关基因表达和关键血管再生因子的行为，甚至显著改善了实验动物的成骨和血管生成。

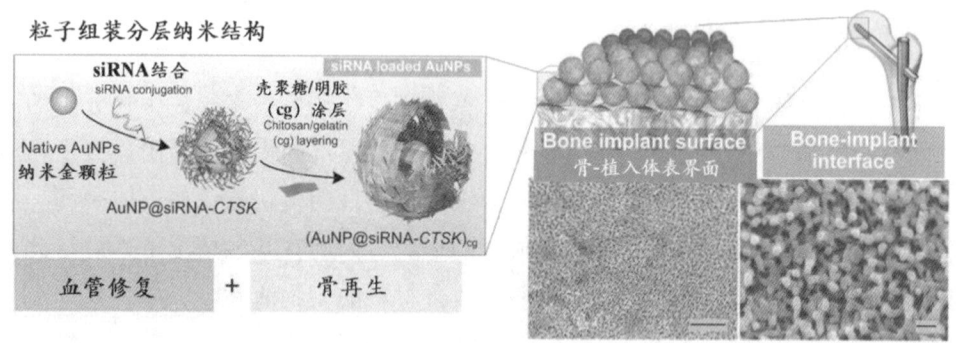

图 2-10　基于金纳米颗粒的层层自组装涂层制备示意图
（资料来源：参考文献[1][33]）

LBL 通常与其他方法相结合，如酸蚀刻、等离子喷涂和 EPD，以提高钛植入体表面的生物活性。例如，阳极氧化制备的 TiO_2 纳米管阵列已被广泛用作负载蛋白质或药物的纳米储存库，但在某些情况下，蛋白质或药物的释放动力学并不令人满意。因此，可制备 LBL 多层膜来覆盖纳米管阵列，以实现控制释放并维持负载分子的生物活性。

3. 溶胶凝胶技术

溶胶凝胶技术（Sol-gel）的基本原理是利用金属无机盐或金属醇盐，在水或醇溶剂中发生水解或醇解反应，使材料在溶液中以分子级水平混合，形成均匀的溶胶。将材料以溶胶或者聚合大分子网络形式进行涂覆，凝胶化后，可在较低温度下使之均匀覆盖于钛或钛合金表面，随后由于溶剂的迅速挥发及后续的缩聚反应、干燥固化形成干凝胶。干燥后的大多数凝胶呈无定型结构，需要通过热处理制备致密、结晶度高的薄膜。Sol-gel 制备的薄膜具有均一性好、纯度高、膜成分和厚度可控等优点。

通常，在生物医用钛材料表面通过 Sol-gel 合成 TiO$_2$、SiO$_2$、磷酸钙等薄膜应用于植入领域。TiO$_2$ 和 SiO$_2$ 凝胶膜是最早应用的骨诱导薄膜，Advincula 等人比较了 Sol-gel 制备的 TiO$_2$ 和钝化方法表面改性的钛植入体的生物活性，证明了 Sol-gel 制备的 TiO$_2$ 表面具有更好的矿化能力，在其上培养的 MC3T3-E1 细胞的增殖活性更好。这是因为 TiO$_2$ 凝胶膜中含有大量羟基，浸于模拟体液（SBF）中时，磷酸钙通过与羟基间的键合在钛植入体表面形成类骨的磷灰石结构。Liu 等人在 TiNi 合金上制备了 TiO$_2$ Sol-gel 薄膜，发现 TiNi 的耐腐蚀性和血液生物相容性同时增强。Yoshida 等人在纯钛植入体上合成了 SiO$_2$ 和 SiO$_2$/F Sol-gel 薄膜，结果表明，两种薄膜与钛基底的结合强度都很高（高于 55 MPa），并且这些薄膜显著减少了 1%质量分数的乳酸溶液中 Ti^{4+} 的释放。然而，TiO$_2$ 和 SiO$_2$ 凝胶膜的生物活性有限，因此，有学者提出直接在生物医用钛材料表面合成类磷酸钙薄膜，以提高钛植入体的生物相容性和生物活性。Stoch 等人成功制备了 HA Sol-gel 薄膜，并通过浸渍将其沉积在钛植入体表面。然而，Piveteau 等指出，Sol-gel 制备的纯 HA 薄膜对钛植入体的结合强度较低，因此需要过渡层增强两者之间的结合强度。为了解决这个关键问题，Kim 等和 Xu 等人通过 Sol-gel 制备了 HA/TiO$_2$ 双层膜，HA/TiO$_2$ 双层薄膜具有更高的生物活性和结合强度，且在缓冲溶液中也表现出更好的耐腐蚀性。温等人在 Ti–50Zr 合金上沉积了 HA/TiO$_2$ 复合膜，发现改性的钛植入体在 SBF 中具有优异的类骨状磷灰石形成能力。其他改性的 HA 薄膜，包括氟羟基磷灰石、亲水性 HA 和 SiO$_2$-PEG 薄膜也被报道可以改善生物医用钛材料的生物相容性。此外，Sol-gel 法在生物医用钛材料表面合成各种薄膜的加工温度相对较低，这些综合优势使 Sol-gel 法在生物医用钛材料表面改性中具有较大的应用潜力。

第二节　表面改性技术对生物医用钛材料表面特性的影响

生物医用钛材料表面的物理、化学特性作为影响细胞生物学行为的关键因素，直接影响着钛植入体与宿主骨之间的整合效果。表面改性技术通过物理、化学、生物等多种手段改进生物医用钛材料的表面特性，以提升植入体的生物相容性，加快组织愈合过程，提高植入成功率，改善其临床使用效果。通常，材料的表面特性可以分为表面物理形貌和表面化学成分两方面。在此基础上，针对生物医用钛材料的应用领域，其表面特性还应包括耐磨性和耐腐蚀性、润湿性、生物活性、抗菌性等。

一、物理形貌

表面改性技术对生物医用钛材料表面物理形貌的改变，是通过物理或化学的方法将钛植入体表面处理成微米、纳米等不同级别的粗糙度和形貌结构，而改性后的钛植入体粗表面对于提高成骨细胞的增殖、分化能力，以及调控细胞生长因子的分泌具有重要意义。

1. 表面粗糙度

表面粗糙度是指材料表面微小的两峰（或两谷）的距离，距离越大表面越粗糙。钛植入体的表面粗糙度在早期成骨细胞黏附、增殖和整合中具有重要作用，且临床研究表明，粗糙的植入体表面会增加与骨组织的机械嵌合，从而缩短骨愈合时间，提高植入物的稳定性。合适的粗糙度可以大大改善植入体的生物相容性，过大的粗糙度则会降低植入体的力学性能。通常单独或组合应用喷砂、酸蚀、碱热、等离子喷涂等表面改性手段获得具有合适粗糙度的钛植入体表面。Wennerberg 等人使用 TiO_2（25 μm）和 Al_2O_3（25 μm、75 μm 和 250 μm）作为喷砂颗粒，制备了四种不同粗糙度的植入物表面，后续检测发现兔骨中粗糙度为 1.5 μm 的喷砂表面有最强的骨整合性能，表明中等粗糙度有利于种植体的生物活性。相比于喷砂，等离子喷涂可制造更小的纳米尺度的表面粗糙结构，大大增加了材料的比表面积，加快了细胞黏附和骨整合。在钛植入体表面等离子喷涂 HA，可以在改善表面粗糙度的同时，显著增强植入体的生物活性。

此外，材料的表面粗糙度也影响着细菌粘附及生物膜的形成。通常来说，粗糙度较高的表面促进细菌的粘附和生物膜的形成，这对于钛植入体的应用有着不利影响。因此，在改善钛植入体表面粗糙度、促进成骨细胞粘附的同时，也要注意表面粗糙度的改变对细菌黏附产生的影响。Matos 等人利用微弧氧化处理制备了富含 Ca 和 P 的氧化膜，增加了钛植入体的表面粗糙度，并产生锐钛矿和金红石表面 TiO_2 晶体结构，还略微降低了早期生物膜中微生物的数量，对细胞增殖也有一定促进作用。

仅以提高生物医用钛材料的表面粗糙度为目的的表面改性方法往往较为简易，成本低，如喷砂酸蚀、激光表面纹理化等。但是面对钛植入体促损伤修复和骨再生等多功能化的需求，这些处理方法往往是不够的。在具有一定表面粗糙度的基础上，生物活性涂层的制备可以使钛植入体表面获得更好的生物活性。

2. 微/纳米结构

天然骨组织是由致密的密质骨和多孔的松质骨组成，表面包含微米、亚微米和纳米等多级结构。基于仿生学原理，具有微/纳米结构的钛植入体表面比光滑表面更有利于骨细胞的粘附、增殖、分化，以及骨整合。因此，可以通过表面改性技术在钛植入体表面构建一个分层的微/纳米混合结构表面，以调节各种尺度的成骨细胞反应。通常使用酸蚀刻和阳极氧化、喷砂和碱性处理、离子喷涂和阳极氧化等表面改性技术的组合来实现表面微/纳米结构的制备。

　　Zhao 等人通过酸蚀刻和阳极氧化制备了一种混合微凹陷/纳米管状表面，并提出与微凹陷和光滑表面上的细胞相比，原代大鼠颅骨成骨细胞的粘附、增殖、分化和矿化效果都更好。Gittens 等人通过喷砂/酸蚀刻将纳米级突起添加到微/亚微尺度表面，这种纳米修饰的钛植入体表面明显改善了 MG63 成骨细胞的分化和相关因子的分泌，但抑制了细胞增殖。Zhang 等人对激光加工后的 Ti6Al4V 钛合金进行了多重酸蚀处理后，在微米级凹坑的表面成功制备出微/纳米结构。微/纳米结构化的表面能够提高材料表面的亲水性，促进细胞的黏附、增殖和矿化，增加了其生物相容性。Heinrich 等人利用激光熔覆法在钛植入体表面构建了多孔结构，这层多孔结构有利于成纤维细胞的黏附，从而促进了软组织在材料表面的附着并形成更有效的生物屏障。

　　微/纳米结构对细胞功能具有"尺寸效应"，即细胞与具有微米或纳米级别尺寸的结构相互作用时，尺寸的变化会对细胞行为产生影响，且对不同类型的细胞影响不完全一致。一些研究改变生物医用钛材料表面的纳米或微米级特征，并研究相应的成骨反应。例如，将不同尺寸（100 nm、300 nm 和 500 nm）的 TiO_2 纳米结构通过溅射沉积到酸蚀形成的微凹陷钛材料表面上，制备出不同尺寸的微坑和纳米结构的混合形貌，这种微坑中的纳米结构表面均选择性地改善了成骨细胞的增殖和分化，但不能改善成纤维细胞的活性。其中，300 nm 结构微坑表面的成骨细胞生物学效应最为明显，可能是因为 300 nm 结构为成骨细胞的高效附着和后续行为提供了最佳的结构间空间和粗糙度。Zhang 等人首先通过电化学蚀刻在钛植入体面制备了各种碗形微孔，平均尺寸从 12.01 μm 到 36.34 μm，然后通过化学蚀刻和电化学阳极氧化进一步引入类似的亚微纳米结构，而不改变原来的微孔，结果表明具有较低粗糙度的分层微/纳米结构表面的较小微孔有利于更快的细胞黏附、伸展。然而，尽管细胞增殖略有延迟，但具有较高粗糙度和较大细胞匹配大小的微孔显著增强了成骨相关基因的表达，其原因可能与具有较大微孔的分层形态对激活 Wnt/β-catenin 通路诱导成骨细胞分化的作用更强有关。

　　纳米结构的表面有利于通过整合素形成黏着斑和信号传导，并激活 FAK 和 ERK1/2 通路，从而明显改善了人骨髓间充质干细胞（hBMSCs）的运动、扩散、增殖和分化。Park 等人在 TiO_2 纳米管上培养大鼠间充质干细胞，其直径为 15~100 nm。在直径为 15 nm 的纳米管阵列上细胞粘附、迁移、增殖和分化的效果最佳，因为这种尺寸有效地加速了整合素的识别，从而诱导肌动蛋白丝组装和信号传导到细胞核。然而，大于 50 nm 的试管尺寸严重损害了细胞活性，并且 100 nm 的直径几乎完全阻碍了整合素聚集和黏着斑形成，导致显著的粘附依赖型细胞凋亡。Oh 等人指出，小尺寸纳米管阵列（~30 nm）增强了 MSCs 的粘附，而未促进明显分化；较大尺寸的纳米管阵列（70~100 nm）明显加速了细胞骨架应激和分化，MSCs 开始向成骨样细胞分化。其中可能涉及的机制：小尺寸纳米管诱导蛋白质聚集体粘附构型，从而引起 MSCs 的粘附和生长，而不促进分化；大尺寸纳米管使细胞伸长和拉伸以寻找蛋白质聚集体，从而被迫分化为成骨细胞。

除了对成骨细胞和 MSCs 行为的影响外，微/纳米结构的 TiO_2 表面还明显减少炎症和破骨细胞生成，甚至在骨质疏松症和糖尿病等氧化应激条件下促进成骨。钛植入体表面具有纤维样网络的微/纳米结构 TiO_2 能抑制促炎细胞因子（IL1β、IL-6 和 TNF-α）的表达并激活自噬相关基因，从而下调炎症反应强度。同时，它增强了巨噬细胞的成骨/血管生成标志物（VEGFA、RUNX2、TGF-β1 和 BMP-2）的表达。此外，微/纳米结构表面的骨髓基质细胞通过降低炎症相关信号通路中 IL-6 的表达，诱导了对巨噬细胞的明显免疫调节作用。此后，微/纳米结构表面显示出优越的骨免疫微环境，通过体内多种信号通路的串扰促进成骨和血管生成，与单个纳米纤维结构和原始纯钛表面相比呈现出更好的骨整合效果。此外，分层微/纳米结构表面可以增强骨质疏松条件下的骨整合。Dai 等人分别通过电化学蚀刻和酸蚀相结合制备了微/亚微纹理表面（EE-CE），仅通过酸蚀制备了亚微粗糙表面（CE）。EE-CE 表面可抑制 TLR2/NF-κB 信号通路，进而抑制 M1 巨噬细胞的促炎反应，使 M1 标志物（iNOS、CCR7 和 TNF-α）表达下调，破骨细胞生成调节因子（NFATc-1）低表达，减少破骨细胞形成。此外，在骨质疏松症大鼠中，EE-CE 表面显示出比 CE 表面高得多的骨植入物接触和植入物周围的骨体积值。此后，分层表面大大减轻了炎症微环境，抑制了破骨细胞生成，从而激活了骨质疏松模型中的种植体-骨整合。

尽管这种分层混合结构是一种极具潜力的表面改性策略，但由于 TiO_2 的生物惰性，仍然需要优化表面组分以定制微/纳米结构表面。因此，可通过添加无机离子、金属纳米颗粒、磷酸钙化合物和核酸等生物活性化合物，改善微/纳米结构表面的生物相容性，进而调控生物医用钛材料的抑菌性、血管生成和成骨性能。Sr 掺入的微/纳米结构表面（SLA-Sr）不仅改善了 hBMSC 的增殖和分化，而且通过提高 HIF-1α 和 Erk1/2 磷酸化的表达，增强了人脐静脉内皮细胞（HUVECs）的血管生成能力。体内研究数据表明，由于微纳米级形貌和 Sr^{2+} 释放的协同作用，SLA-Sr 显著增强了早期血管化和骨整合，增加了 H 型血管的形成，其血管面积比没有 Sr 掺入 SLA 表面的血管面积高得多。将 Ag 纳米颗粒掺入喷砂和蚀刻（SLA）钛表面制备的 TiO_2 纳米管中，可实现"释放杀菌"和"接触杀菌"效果，且对 MC3T3-E1 细胞无毒性。此外，具有生物活性和骨传导特性的钙磷化合物，包括磷酸八钙和 HA 也被应用。江等人首先制备了具有不同晶相的微点蚀/纳米海绵状 TiO_2 表面，然后通过 LBL 方法添加了 HA 纳米棒，添加的 HA 组分极大地刺激了 MCT3-E1 细胞的分化和矿化，但不能明显影响初始微纳米结构 TiO_2 表面不同晶相引起的细胞增殖趋势。最近，生物衍生的核酸（如 miRNA）也被用于修饰表面。Geng 等人将 miRNA-21 纳米胶囊固定在微/纳米尺度粗糙表面，观察到微/纳米尺度形态和 miRNA-21 涂层的组合在体外协同改善了 MG63 细胞粘附和 MSCs 血管生成分化，并促进了植入兔股骨和胫骨远端后的血管生长和骨形成。

微米尺度和纳米尺度粗糙度的结合提供了与天然细胞外基质结构相当的特征尺寸，其通过作用于多个尺度的蛋白质和细胞膜受体来正向调节细胞功能。微/纳米结构修饰是应用潜力较高的生物医用钛材料表面改性方法之一，这种方法能够从各个维度协同改善细胞行为，并满足骨–植入物相互作用的要求。

二、化学成分

改变生物医用钛材料材料表面的化学成分，是通过在钛植入体表面增加新的无机化学成分，使植入体释放具有生物活性的成分（如 Ca、P、Sr、Ag、Zn、Cu、Si 等），或者直接在钛植入体表面涂覆或固定有机生物活性物质，改性后的材料表面具有比纯钛基底更好的生物活性，以此提高钛植入体的骨整合效果。

1. 无机成分

对材料表面的无机成分修饰主要通过两种方式实现。

一是通过将生物活性元素如 F、Mg、Cu、Zn、Si 以及 Sr 等掺入钛植入体表面以增强成骨细胞活性，加速骨愈合，同时可阻止植入体相关的感染。此种表面修饰方法一般不会对种植体的表面形貌产生影响，且可以通过生物活性的离子的析出发挥相应的作用。Zhang 等人采用射频磁控溅射沉积不同浓度 La_2O_3 掺杂的类金刚石（DLC）薄膜，并进行血小板黏附试验，掺杂后表面的血小板黏附相比对照组显著减少，表明 La_2O_3 掺杂的 DLC 膜具有更好的血液相容性。Jin 等人通过 PIII&D 用 Zn 和 Ag 共注入修饰钛表面，改性的表面能显著诱导大鼠骨间充质干细胞（rBMSC）的增殖和分化，还能够有效杀灭细菌，同时在体内表现出较强的成骨活性和抗菌能力。Ye 等人制备了 Zn 掺杂的 TiO_2 涂层，体外实验发现涂层释放的 Zn 离子能诱导 ROS 破坏细菌细胞壁和质膜，导致细菌死亡。

二是在植入体表面引入可与宿主所生存的环境产生一定化学反应的人工材料，如生物陶瓷玻璃、HA 等，使植入体材料在无成骨细胞参与的情况下，先在界面处与骨组织以化学连接的方式形成生物活性固定，在新骨形成之前稳定植入体，加快植入体的愈合进程，这种无机活性材料的表面改性方法具有比有机改性稳定性好等明显优势。等离子喷涂 HA 涂层已广泛用于牙科和骨科假体。此外，Zheng 等人采用等离子体喷涂技术，在 Ti6Al4V 基体上制备了 HA-Ti 和 HA-ZrO$_2$ 复合涂层，相比 HA 涂层，掺杂后的复合涂层与基底的结合强度显著提高，同时，适当的掺杂物加入对 HA 涂层的生物活性和生物相容性未造成明显的影响。

2. 有机成分

有机成分包括生物活性分子（如骨粘连蛋白、I 型胶原、骨桥蛋白）、生长因子[如骨形态发生蛋白（bone morphogenetic protein-2，BMP-2）、成纤维细胞生长因子]或具免疫调节能力的炎性因子等。研究发现生长因子以及生物活性分子均可固定于植入体表面，在一定程度上促进成骨细胞或骨髓间充质干细胞的功能，促进植入体表面的骨形成。这些有机成分可以通过化学共价固定、LBL 等生物化学表面改性方法加载于钛植入体表面，从而使植入体定向功能化。Chien 等通过多巴胺对钛植入体进行表面修饰后接枝 RGD、BMP-2 和沉积 HA，用于促进 MSCs 向成骨细胞的分化。结果表明，通过在钛纳米管上接枝促进细胞粘附的多肽和 BMP-2，沉积促进成骨的 HA，提高了 hBMSCs 的粘附、增殖、成骨分化和骨诱导的能力。Chen 在钛纳米管表面制备含有抑炎因子 IL-4 凝胶层，该凝胶层由甘油磷酸钠和壳聚糖交联而成，而后又将京尼平交联羧甲基壳聚糖形成的凝胶层覆盖在载有 IL-4 凝胶层上，一方面用于装载促炎因子 IFN-γ，另一方面控制内层凝胶层中 IL-4 的释放。体外实验证明，IFN-γ 和 IL-4 的程序性释放，可时序性地调节巨噬细胞的极化以实现骨免疫调控。Zhang 等人首先在羟基化的钛表面加入三氯硅烷作为引发剂，进行甲基丙烯酸钠盐（MAAS）的表面引发聚合，然后将丝胶结合到聚甲基丙烯酸[P（MAA）]中通过碳二亚胺化学方法形成的羧基上，发现 P（MAA）明显抑制细菌粘附（金黄色葡萄球菌和表皮葡萄球菌），而丝胶显著增强 MC3T3-E1 细胞的黏附、增殖和 ALP 活性。

三、耐磨性

表面硬度低、摩擦系数高、耐磨性差是限制钛植入体临床应用的典型缺点。目前，多种提高生物医用钛材料表面耐磨性的方法已被开发出来，包括改变表面粗糙度和在钛植入体表面沉积具有优异耐磨性的陶瓷涂层。生物医用钛材料表面改性最常用的处理方式是抛光、研磨、喷砂和激光蚀刻，这些方法对表面进行机械改性，形成具有一定粗糙度的表面，以提高基底材料与涂层之间的结合强度。常用的耐磨涂层是 DLC 和氮化钛（TiN）。此外，微弧氧化、等离子处理、碱热处理和阳极氧化等是较为常见的提高生物医用钛材料耐磨性的方法。经等离子体处理后，改性的钛膝关节和髋关节植入物在表面纹理和润湿性方面表现出显著变化，具有更好的生物相容性和耐磨性。阳极氧化膜也能提高材料的耐磨性，Wu 等人通过氨介导的还原和阳极氧化制备了 TiN 纳米管阵列涂层，制备的多孔结构满足了生物相容性的要求，同时也提高了植入体的耐磨性。Li 等人通过对钛合金进行固体渗碳处理在样品表面形成陶瓷涂层，改善了合金的抗气蚀性。涂层结构包含 TiC 和少量氧化物。气蚀实验结果表明，与未处理的样品相比，处理后的样品抗气蚀性由 3.44 增加至 6.68。TiC 薄膜的存在也可以提高钛及其合金的耐磨性，尤其在种植牙和人工关节领域应用较多。

四、润湿性（亲水性）

润湿性是固体界面由固–气界面转变为固–液界面的现象。固体的润湿性用接触角表示，当液滴滴在固体表面时，因固体表面润湿性不同可出现不同的形状，液滴在固–液接触边缘的切线与固体平面间的夹角称为接触角。接触角最小为 0°，最大为 180°。接触角越小，则固体的润湿性越好。通常把水接触角<90°的表面认为是亲水表面，水接触角＞90°的表面认为是疏水表面。对于纯钛而言，其自然状态下的表面通常呈现较高的水接触角，表明它的表面相对疏水。虽然有学者提出疏水性钛表面的细胞黏附力较亲水性表面高，但是目前大部分的研究都显示亲水性的表面更有利于早期的骨结合。Macák 等人的研究显示，在植入初期，疏水表面凝血酶数量及活性较亲水表面低。大量的文献显示，在亲水的生物医用钛材料表面，成骨细胞可更好地伸展、黏附及增殖。

生物医用钛材料在空气环境中自发形成的 TiO_2 表面膜层，在很短时间内会吸附空气中无机离子和有机碳氢化合物，生成一层附着力极强的致密氧化膜，从而改变表面化学组成并降低其亲水性。但其润湿性可以通过各种表面改性技术得到提高。这些改性技术不仅提高了纯钛表面的润湿性，还可能增强其在特定应用领域中的性能，例如通过微弧氧化技术制备载银微弧氧化陶瓷膜，不仅可以提高纯钛表面的润湿性，还能赋予其抗菌性能，这对于防止植入体相关感染具有重要意义。

喷砂酸蚀是一种常用的表面粗化处理方法，它可以增加材料表面的微观粗糙度，为细胞提供更多的附着点，有助于促进细胞在材料表面的粘附和铺展。而亲水处理则是在此基础上进一步改善材料表面特性的方法，它可以通过化学或物理手段改变材料表面的化学成分或电荷状态，从而增强其与水分子的相互作用力，进一步提高润湿性。有研究认为生物医用钛材料表面的润湿性主要取决于表面形成的特殊形貌和表面基团，与表面粗糙度无直接关系；而表面粗糙度只能在一定程度上反映这种特殊形貌，或在特殊形貌形成之前对润湿性有一定影响。而生物医用钛材料的润湿性多取决于其表面的羟基含量，羟基含量越高，表面润湿性越好。

气相沉积、离子喷涂、激光熔覆等物理方法，及溶胶凝胶、阳极氧化、生物活性分子固定等化学方法都是比较常见的提高生物医用钛钛材料表面润湿性的方法。利用阳极氧化法可在纯钛表面形成分布均匀、排列整齐有序的 TiO_2 纳米管阵列，促进成骨细胞的黏附和骨整合能力。研究发现，当纳米管径从 30 nm 增长到 190 nm，水接触角由 35° 降为 2°，改性材料表面的润湿性进一步提高。此外，紫外线照射通过在表面产生氧空位改变 TiO_2 表面化学结构，使得 Ti^{4+} 位点转化为 Ti^{3+} 位点，易吸附空气中解离的水形成羟基，使水接触角接近 0°。然而这种亲水性并不能持续太久，停止光照，将 TiO_2 薄膜放置黑暗条件下一段时间后，TiO_2 薄膜与水的接触角会重新恢复到处理之前的状态。在 TiO_2 纳米管表面形成分别掺杂 10%的镁和锶的 HA 涂层具有最优的亲水性和表面粗糙度，可加强成骨细胞活性，促进骨整合。而在 HA 涂层中掺杂 Ag^+ 可提高材料表面的亲水性和电势能，既可提高成骨细胞的增殖粘附分化，还具有抑菌作用。利用多巴胺在 TiO_2 纳米管表面加载 BMP-2 因子，可提高 TiO_2 纳米管的亲水性，促进早期骨整合。

五、生物功能性

表面改性技术对生物医用钛材料的生物功能性的影响可以是直接的，如在材料表面添加具有生物功能性的因子或者类细胞外基质等，也可以是间接的，如通过改变表面粗糙度、润湿性、优化表面成分来赋予材料表面相应的功能。在钛植入体植入的早期阶段，钛表面的骨整合能力不足，导致成骨细胞分化不良，植入物周围纤维组织形成，进而导致植入物松动和摩擦等，进而引起炎症。为了提高材料的生物相容性及其骨整合能力，有必要在钛植入体表面构建适当的涂层，以提高表面润湿性，并创造有利于细胞粘附、增殖和分化的特定表面形态，并使蛋白质吸附成为可能。电化学和生化技术可用于引入钛合金和 TiO_2 以外的生物活性物质作为涂层，然后使用酸蚀、喷丸等方法改变钛合金表面的结构，以形成纳米尺寸的特征。目前，骨植入生物医用钛材料常见的生物功能性表面改性有 HA 和钛表面纳米管阵列涂层。电沉积、电聚合、电泳沉积、电热极化等电化学技术可以制备多种高生物活性涂层。

生物医用钛材料在应用过程中展现出了一定的生物功能性，这主要得益于它们良好的生物相容性、机械性能和化学稳定性。作为一种长期植入人体的材料，生物医用钛材料能够在宿主体内友好存在，不发生有害反应，并且其密度低、强度高、耐腐蚀性强的特性使得它们长期在复杂的力学环境中依然能保持结构稳定。此外，生物医用钛材料的化学稳定性使它们在人体内部环境中不易发生腐蚀或降解，确保了长期的安全性和可靠性。在实际应用中，生物医用钛材料的表面通过各种表面改性技术如涂层、粗糙化处理等来增强其与人体组织的结合能力，促进骨细胞附着和生长，加快痊愈过程，进一步提高植入的成功率和植入物的使用寿命。针对生物医用钛材料的应用领域，研究最为广泛的生物功能性包括成骨性能（骨传导、骨诱导）和抗菌性能。

（1）成骨性能。

材料的成骨性能是指材料能够通过其表面与骨组织发生直接接触，促进成骨细胞的附着、增殖和分化，从而支持新骨组织的形成。生物医用钛材料表面的微粗糙度可以提供适宜的环境，使成骨细胞能够更好地附着并产生必要的细胞外基质，这对于随后的成骨矿化过程至关重要。同时，生物医用钛材料良好的骨整合能力，意味着它们能够与植入部位周围的骨骼紧密结合，形成一个稳定的界面，从而提高钛植入物的长期稳定性。伴随着生物医用材料的进步，对骨修复材料的要求已不仅仅是简单的支架材料，还应具备使细胞增殖并分化成为成骨细胞的潜能。理想的骨修复材料应具备 3 个特点：①有骨传导性，指骨植入材料植入骨组织周围或内部时，血管、血管周围组织及成骨前体细胞能够向材料内部爬行；②有骨诱导潜能，能促使 MSCs 分化形成成骨细胞；③成骨性，即能够形成新骨。对于生物医用钛材料来说，需要通过表面改性技术制备出符合上述特点的表面以促进骨骼修复和再生。

Huang 等人证实，生物医用钛材料的表面粗糙度决定了植入体与骨骼界面处的反应性，并直接影响骨细胞活性。因此，粗糙化生物医用钛材料表面对于骨整合至关重要。Torres 等人使用传统方法在钛植入体表面制备了纳米结构，此表面增强了成骨活性。Chen 等人采用喷丸技术，在钛植入体表面制备了梯度纳米晶结构，此纳米晶结构产生丰富的晶界，提高了材料表面的亲水性，更容易诱导骨整合。纳米 HA 与人体硬组织骨质中发现的矿物质具有相似的化学和晶体结构，纳米 HA 和碳纳米管的络合可以改善细胞增殖和分化。Lin 等人通过真空钙化和水热处理在钛纳米管表面形成 $CaTiO_3$，为 HA 提供成核点。该方法诱导纳米 HA 涂层与 TiO_2 基体之间形成化学键合，从而提高了骨传导性。Fathyunes 等人利用超声辅助脉冲电沉积技术在钛纳米管上制备了氧化石墨烯（GO）-HA 涂层。GO 改善了 HA 涂层的机械性能，具有生物相容性，这种复合涂层提高了细胞活力，并导致磷灰石沉积速度更快。Rafieerad 等人通过微弧氧化在钛植入体表面制备了石墨烯纳米管薄膜，然后利用 PVD 磁控溅射沉积了纳米银颗粒，研究结果表明，负载的 Ag 纳米颗粒 GO 涂层显著促进了细胞粘附。

（2）抗菌性能。

生物医用钛材料在植入体内后易出现潜在的并发症，例如手术后的炎症和细菌粘附。粘附在植入物表面的细菌在水合聚合物基质中积聚形成生物膜，从而阻碍成骨细胞的粘附和生长。为了克服这个问题，赋予生物医用钛材料表面抗菌性能是一直以来的研究热点。抗菌性能旨在消除细菌的生存环境，从根源上让细菌无法在生物医用钛材料表面黏附、生长，如在钛表面构建超疏水性涂层、亲水性聚合物、仿生纳米结构。然而，这些方法在抑制细菌黏附的同时，也会在一定程度上抑制细胞的黏附，需要改变表面粗糙度、提高表面生物活性以弥补它们的不足。还可以针对细菌使用非特异性酶、群体感应抑制剂，破坏细菌局部结构，降低其耐药性，抑制细菌进一步生长。或者通过在钛植入体表面加载抗菌药物或金属离子对细菌进行灭活处理。这类方法在效果上虽然显著，但是其抗菌因子均为消耗性物质，无法保持长效；而在植入体表面锚定正电荷物质大大减少了抗菌因子的消耗，具有长久持续性。同样地，在钛表面构建可长久存在的光热、光声响应涂层，再由外源信号激活响应涂层进行杀菌的方法有效提高了抗菌的长效性，但是杀菌效果方面还需进一步改善。

为了克服细菌耐药性，加载的抑菌剂一般采用广谱抗生素或金属离子和纳米颗粒等无机抗菌剂。最早使用的抗菌金属元素是 Ag，可以通过纳米颗粒沉积、嵌入大分子涂层、负载在 TiO_2 纳米管中、借助多巴胺固定等表面改性方式加载于生物医用钛材料表面。改性的钛植入体进入体内后，钛表面的 Ag 纳米颗粒会源源不断地释放 Ag^+，在植入体表层附近扩散开来。当接触到细菌时，Ag^+ 会破坏细菌细胞膜的通透性，进入细菌细胞质中引起重要蛋白质失活，进而达到灭菌的效果。但是材料表面的 Ag^+ 含量过高时也会对细胞增殖造成不利影响，为了提高负载 Ag 的钛植入体的生物相容性，可以在负载 Ag 的同时负载有促进细胞增殖功能的成分。Cu 在其纳米粒子、微粒子中都具有优良的抗菌性能。含 Cu 的钛植入体的抗菌能力和抗菌效率与其表面 Cu^{2+} 的释放速率和浓度有关。Cu^{2+} 释放的量和速率也会影响材料的其他表面性能，如耐腐蚀性。此外，Zn、Fe、Cr、Ni 等也有不同程度的抗菌能力。作者团队利用氧化石墨烯（GO）作为抗菌剂制备氧化石墨烯/明胶复合涂层，对钛植入体进行表面改性，改性后的材料表面能有效抑制金黄色葡萄球菌的生长，促进 L929 细胞的增殖，培养初期可抑制巨噬细胞的粘附，后期有助于减轻炎症反应。常用的生物医用钛材料表面抗菌涂层的制备方法见表 2-3。

此外，纳米棒、纳米管以及其他纳米结构也可以有效地破坏细菌适宜的生存环境。这主要是通过物理的、机械的方式破坏细菌膜和细菌细胞组织，抑制细菌细胞分裂。同样地，在纳米结构中加入抗菌阳离子、促进组织细胞黏附物质和成骨因子，可以在物理结构抑菌的同时释放抗菌阳离子，加快细菌的灭亡，并且不影响甚至促进宿主细胞组织的生长。

表 2-3 常用的生物医用钛材料表面抗菌涂层的制备方法

抑菌机制	涂层材料	表面改性方法
抗细菌黏附表面	抗菌聚合物（PEG 和 PEG 基聚合物等）	等离子体注入技术 基质辅助脉冲激光蒸发和浸涂法 多巴胺包覆和表面引发聚合
接触杀菌	抗生素：万古霉素、达托霉素等 有机物：ε-聚赖氨酸、聚乙烯亚胺、聚多巴胺、壳聚糖、季铵盐化合物等 无机物：TiO_2、Cu^{2+}、Zn^{2+}、Ag^+、MOS_2、Au 纳米粒子等	抗生素：浸渍法 有机物：多巴胺包覆和表面引发聚合，LBL 法 无机物：LBL 法，原位生成法，化学转化技术，浸渍法，溶胶-凝胶法，紫外光固定法
光控杀菌	黑磷纳米粒子、碳基纳米材料、聚多巴胺、氧化石墨烯等	随机自组装法，溶胶-凝胶法，LBL 法，化学反应，电泳沉积，自主沉积

（资料来源：参考文献[42]）

第三节 新兴表面改性技术的发展趋势

生物医用钛材料因其适宜的弹性模量、高强度和低密度的特性在骨科植入、心血管器械及组织工程等生物医学领域有着广泛的应用。目前，表面改性技术已经基本能解决促进骨整合、对抗细菌感染等临床需求。当前的研究焦点也已经转向开发能够同时对不同类型细胞（成骨细胞、成纤维细胞、巨噬细胞）和感染病原体（细菌、病毒）做出特异性反应的多功能表面（图 2-11）。面对这种多功能表面特性的开发需求，在选择表面改性方案时要考虑生物医用钛材料植入体内后涉及的材料与宿主间一系列复杂的相互作用。

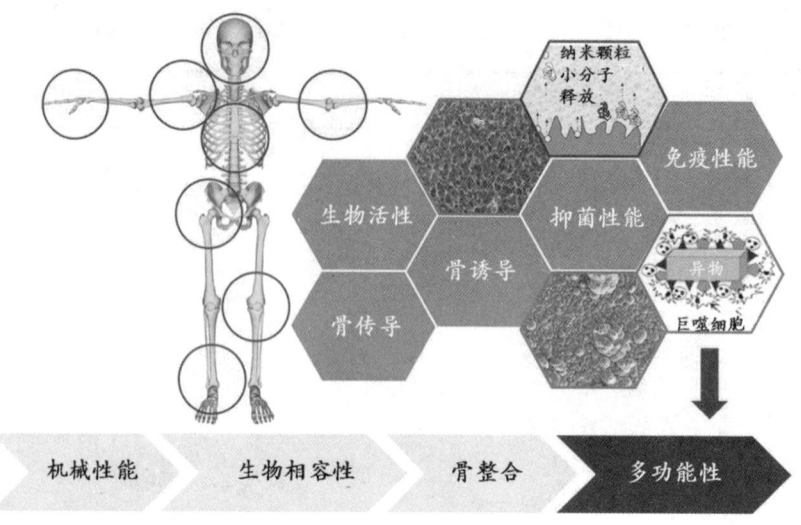

图 2-11 生物医用钛材料表面改性的发展趋势

（资料来源：参考文献[44]）

一、免疫调节生物医用钛材料的设计

伴随着材料科学、生物技术和医学等领域的进一步融合与发展，生物医用钛材料的性能需求从最初的注重机械性能，发展到同时具备骨传导性能和抗菌性能，再到骨诱导性能，现在已稳步转向骨免疫性能的开发。众所周知，决定植入成功与否的一个关键步骤是在伤口愈合早期没有发生不良宿主免疫反应。钛植入体与宿主免疫系统之间的相互作用越来越受到关注。

骨免疫学的产生是由于机体免疫系统和骨骼系统密切相关，两者共享多种细胞因子、受体、信号分子以及转录因子。钛植入体进入体内后首先被免疫细胞识别，从而诱导明显的免疫反应，影响成骨相关细胞的生物活性。这些相关事件可能会影响生物医用钛材料植入体的最终命运。因此，先进生物医用钛材料植入体的设计方法应从"免疫友好"转向具有"免疫调节重编程"能力，即植入体能够调节局部免疫环境，从而刺激成骨和骨整合。免疫细胞通过释放各种细胞因子对成骨调节产生影响，从而增强或抑制骨骼形成。在不同的免疫细胞中，巨噬细胞在免疫反应中起着重要作用，其极化模式极大地影响了伤口愈合过程。大多数巨噬细胞通常在损伤后早期表现出促炎 M1 表型，此后表型转变为抗炎 M2 表型。从 M1 表型到 M2 表型的及时转换导致有利于成骨的成骨细胞因子释放，而过长的 M1 状态会导致有利于纤维包膜形成的纤维增强细胞因子表达。

近年的生物材料设计开始关注材料对免疫反应的调控。植入材料应该对局部炎症环境具有调节作用，使其能在植入初期抵御细菌感染，后期抑制慢性炎症、促进组织整合。生物医用钛材料不会激活获得性免疫反应，但植入体内后会激活宿主的固有免疫反应。传统表面改性方法的原则旨在最大限度地减少免疫反应，但伴随着对骨再生机制理解的逐步深化，研究人员发现生物材料刺激形成的免疫微环境可以有效地调控骨愈合中的成骨、破骨及血管生成。因此，表面改性方法聚焦于在钛植入体表面调节免疫微环境，以利用免疫细胞和修复受损组织的反应。在免疫细胞中，巨噬细胞为破骨细胞的前体细胞，参与骨重塑与材料降解，同时表达和分泌一定的调节因子参与成骨，在骨组织工程中起着关键作用。巨噬细胞通过时序性的表型转化，释放促/抗炎、促/抗组织愈合因子，发挥炎症破坏和组织愈合的双重功能。

免疫调节生物医用钛材料的设计可以通过改善种植体的物理、化学性质及生物功能，使之有效诱导时序性的巨噬细胞表型转化，进而促进植入体与宿主的组织整合，如改变材料表面拓扑结构、改善材料表面的化学性质、促炎/抑炎细胞因子的控释、制备仿生涂层等。以下介绍几种免疫调节生物医用钛材料的设计策略（图2-12）。

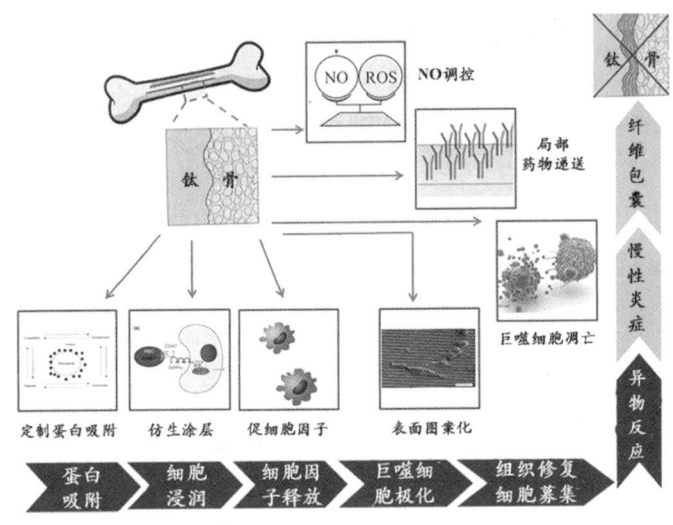

图 2-12　炎症反应通路及控制钛植入体炎症反应的相关策略
（资料来源：参考文献[44]）

1. 定制蛋白质吸附

白细胞受体的许多潜在配体来源于血浆蛋白（IgC、纤维蛋白原、纤连蛋白和补体因子 C3b），这些蛋白吸附于材料表面后可以加剧炎症反应。有研究利用肝素进行钛植入体表面改性，改性表面通过增加白蛋白的吸附和促进抗炎细胞因子（IL-1Ra，IL-10，TGF-β）的产生来抑制炎症。此外，还可以将 BMP-2 固定在肝素上，以诱导纤连蛋白的特异性吸附，此改性表面可以同时诱导低炎症反应和较高的成骨细胞粘附和矿化。一般来说，钛植入体进入宿主体内后发生的急性炎症不能超过一周，这样才能实现后续的骨整合。从这个角度来说，改性表面对巨噬细胞从 M1 型到 M2 型的表型调控应在 2~3 天内实现。

生物活性涂层的引入显著增强了由蛋白质吸附介导的首次炎症反应。与传统的喷砂和酸蚀改性钛表面相比，SiO_2 混合溶胶-凝胶涂层展现出了更高的补体蛋白粘附性，并显著提升了成骨标志物（ALP）和 IL-6 的表达，从而显著增强了炎症反应强度。润湿性对于蛋白质吸附的影响尤为显著，尤其是在经过亲水修饰的钛表面（如 SLA 活性表面，喷砂、酸蚀处理表面），这种修饰有助于下调促炎细胞因子的表达。同样，通过臭氧或氧等离子体暴露技术制备的超亲水性生物医用钛材料表面，不仅成功促进了 MSCs 的增殖和分化，还显著降低了促炎细胞因子的产生。然而，这种策略面临一个挑战：在大多数情况下，相同的蛋白质既是炎症的促进剂，也是骨修复细胞（如成骨细胞）的募集者。因此，抑制其吸附可能会对骨整合产生负面影响。此外，植入早期的炎症反应作为愈合过程的关键环节，其发生不能完全避免。

2. 促进巨噬细胞极化

巨噬细胞极化是细胞响应微环境信号，展现不同功能状态的一个动态过程。这些细胞能够完全极化并转化为特定的表型，如 M1 型（由 Th1 细胞衍生细胞因子激活的经典促炎表型）或 M2 型（由 Th2 细胞衍生细胞因子激活的抗炎且促进伤口愈合的表型）。在钛植入体植入的早期阶段，M1 型巨噬细胞的激活至关重要，它们负责清除潜在的病原体、死细胞及组织碎片。但是，过度的促伤口愈合作用（如 CCL18 在 IL-4 作用下显著上调）已被证实与纤维化密切相关。瘢痕形成通常源于 M1 与 M2 巨噬细胞表型之间的失衡，导致基质降解异常。为了调节这一平衡，一种策略是局部应用促炎细胞因子抗体，以中和特定细胞因子并促进 M2 型巨噬细胞的极化。研究者们开发了基于钛纳米管的双层水凝胶涂层，该涂层能够分别调节壳聚糖/β-甘油磷酸二钠和羧甲基壳聚糖/玄苎两个水凝胶层中 IL-4 和 IFN-γ 的释放。实验结果表明，从该系统中释放的 IFN-γ 刺激巨噬细胞在 3 天内向 M1 型转变，而 IL-4 在 4 天后则持续诱导巨噬细胞向 M2 型转变。Spiller 等采用脱细胞骨吸附生物素和链霉亲和素结合的 IL-4，再吸附 IFN-γ，通过两者阶段性释放调控巨噬细胞极化并促进血管生成。作者团队研究将 LPS 吸附于钛纳米管表面，巨噬细胞炎性基因的表达先升后降，保证了在抗炎反应结束后巨噬细胞及时转化为 M2 型，以促进后续的组织修复。这一策略展现了巨大的应用潜力，但考虑到释放动力学的复杂性，其效果必须在临床试验中进行细致的评估和验证。

3. 表面特性改变

材料的表面特性，如表面形貌、表面润湿性等，能显著调节免疫细胞的生物学行为。使用喷砂和酸蚀改性的钛表面能使巨噬细胞向 M1 型极化。纳米形貌也能够影响巨噬细胞极化。管径 100 nm 的钛纳米管在 3 天内可以下调巨噬细胞促炎因子、趋化因子的表达，植入体内后，感染部位的钛纳米管能避免炎性因子大量持续释放，促进皮肤组织与其紧密结合。有研究证明，增加钛植入体的亲水性能够影响巨噬细胞，减少炎性因子分泌，提高纳米结构钛植入体表面的亲水性能够促进人牙龈成纤维细胞粘附和增殖。Sunarso 等人制备了由臭氧功能化的超亲水性钛植入体，改性表面减少了促炎细胞因子的释放，且促进了 MSCs 的增殖和分化。这种改性方法由于没有任何毒性或污染风险，受到了大量研究者的关注。

4. 仿生涂层

利用多肽、类 ECM 基质或"自源性"胶原蛋白等生物活性物质制备仿生涂层也是一种常用的表面改性手段。这类涂层不会被宿主免疫细胞识别，因此随着细胞因子的表达下调，炎症细胞的在钛植入体表面的粘附也会相应减少。这一策略的优势在于能够显著减少生物医用钛材料在体内的降解和纤维鞘膜的形成，但其潜在的缺陷在于可能完全抑制急性炎症反应，从而削弱了机体的防御机制。有研究者通过化学共价固定将带正电荷的抗菌肽和两亲性寡肽结合于钛植入体表面，这类表面能够下调促炎细胞因子的表达，同时上调抗炎细胞因子的表达，减少巨噬细胞的活化，抑制细菌的粘附，成骨细胞在其上展现出比在纯钛植入体上更高的活力，从而对感染和固有免疫反应产生积极影响。Sun 等人利用钛结合噬菌体制备成仿 ECM 薄膜对钛植入体进行表面改性，噬菌体膜可以限制巨噬细胞的铺展并促进其粘附、凋亡，早期炎症响应较剧烈，但在培养晚期显示出更明显的炎症消退，更有利于组织修复。Isackson 等将 BMSCs 修饰的钛种植体皮下植入大鼠背部，BMSCs 可以使伤口愈合过程中的急性和慢性炎症早期和快速消退，并可以刺激与早期伤口修复相关的早期胶原沉积。用这种仿生涂层构建的改性钛植入体具有多功能表面特性，因而受到了极大关注。

5. 局部药物递送

抗炎药的局部给药方式往往受限于较低的局部浓度和较高的全身副作用风险。为了改善这一局面，可以利用表面改性技术将药物加载于钛植入体表面，创造局部抗炎症环境。有研究者利用钛纳米管装载抗炎药物，实现了在 30 天内抗炎药物的有效释放，为治疗骨科相关感染、骨髓炎，以及骨修复等方面提供了新思路。一些研究通过负载槲皮素和壳聚糖的二氧化钛纳米管来实现药物的局部递送，探讨了黄酮槲皮素在减轻钛植入体磨损相关的疼痛和炎症损伤方面的潜在治疗价值。通过精确控制壳聚糖的厚度，能够精准调节药物的局部浓度，从而更有效地治疗术后感染、炎症，并促进钛植入体与骨骼的快速整合和愈合。此外，释放 BMP-2 和海藻糖的二氧化钛纳米管涂层在体外和体内测试中均显示出在 8 天内持续释放的特性，这显著促进了 BMSCs 的成骨分化，同时并未刺激其增殖或抑制促炎因子的表达。

6. 调控巨噬细胞凋亡

异物巨细胞（FBGC）的形成被认为是巨噬细胞逃避凋亡的途径，以使细胞有更多的时间消化和降解材料，贴壁巨噬细胞融合形成的 FBGC 的增加与细胞凋亡的减少之间存在相关性。有研究表明，亲水的生物医用钛材料表面不仅能够有效降低巨噬细胞的粘附与融合成 FBGC 的可能性，同时还可以提升贴壁细胞的凋亡率，从而控制炎症反应。纳米结构也能在一定程度上削弱促炎因子的分泌和体内 FBGC 的形成。这是一个非常有趣的策略，因为它同时允许在短时间内产生适当的炎症反应，并在下一阶段减少炎症。应用这种方法来调节炎症反应的时序性值得在未来进一步研究。

二、固体结合肽的应用

传统的用于材料表面生物功能化的方法，例如非特异的物理吸附、层层自组装、硅烷化等，它们依赖于生物活性分子的共价固定，这些方法存在一个局限性，即很难控制生物活性分子的功能基团与活化固体表面的特异性位点反应，生物分子的自由取向受到限制，从而引起部分生物活性或生物功能的丧失。相较而言，利用固体结合肽（SBP）将生物分子固定在各种固体表面上，是一种简单易用的非共价表面修饰策略。SBP 可以提高材料的生物相容性，并且能更好地保持生物活性分子的功能性。固体结合肽是短氨基酸序列，可以特异性识别和结合各种固体表面。通常，SBP 通过多种非共价相互作用与固体表面结合。

固体结合肽的设计包括肽库的合成以及随后的筛选和选择。George Smith 将这种技术引入噬菌体展示。噬菌体展示技术是将外源遗传信息整合到噬菌体的基因组中，将外源多肽或蛋白与噬菌体的一种外壳蛋白融合表达并展示在噬菌体表面，编码此融合蛋白的基因组则位于该噬菌体内。在噬菌体展示系统中，随机肽序列融合在特定的病毒外壳蛋白上，因此每个病毒颗粒显示同一肽的多个拷贝。通过多轮"生物淘选"和增殖，噬菌体文库中富集了具有所需结合特性的肽，与固体表面强结合的噬菌体被单独洗脱,洗脱的噬菌体可以被复制和测序以确定展示的多肽序列。1985 年，Smith 等人首次通过基因工程手段将外源性抗原决定簇与丝状噬菌体 fd 的外壳蛋白融合并展示于噬菌体表面。随后，他们将随机序列的寡核苷酸片段整合到丝状噬菌体的基因组中，表达后每个噬菌体的表面展示一种多肽序列，这些展示不同多肽段的噬菌体构成了噬菌体展示肽库。到 1990 年，研究小组证明了展示的抗原决定簇能被相应的抗体所识别，从而创建了噬菌体展示技术。这一技术通过简单的体外筛选程序，淘选出与各种靶分子相应结合的多肽或蛋白，同时被展示的多肽或蛋白可保持自身的空间结构和生物学活性。此技术的最大优点是直接将表现型与其基因型联系在一起，再利用其配体的特异性亲和力，将所需的蛋白质或多肽挑选出来。

1. M13噬菌体展示技术及应用

在噬菌体家族中，M13噬菌体因其独特的生物和物理性质成为被研究得最为广泛的一类。M13噬菌体是一种长930 nm、直径为6.5 nm的丝状病毒，它由单链DNA和不同的蛋白质外壳（PⅢ，PⅥ，PⅦ，PⅧ，PⅨ）组成（图2-13a）。其中，PⅢ外壳蛋白位于丝状噬菌体尾端，只有4~5个病毒分子拷贝，具有识别和吸附大肠杆菌性菌毛的功能。PⅢ蛋白中含有SGGG或SGGGG的重复序列而且具有空间结构的灵活性，适于在N端展示目的蛋白而不影响其空间结构。同时，PⅢ蛋白对展示的外源多肽或蛋白的大小无严格限制。因此，PⅢ展示系统常用于淘选高亲和力的多肽或蛋白。PⅧ蛋白位于噬菌体颗粒的两侧，是M13噬菌体主要的外壳蛋白。PⅧ蛋白拷贝数多（约为2700个），但蛋白分子较小，用其展示较长的肽链会因形成空间障碍而影响噬菌体装配，使噬菌体失去感染能力，故PⅧ展示系统用于淘选亲和力较低的多肽或蛋白。

大量研究采用噬菌体展示技术将外源性多肽或者蛋白的序列插入到M13噬菌体pⅢ蛋白外壳的基因组内，使外源性多肽或蛋白基因随之表达并展示在M13噬菌体表面。简单来说，淘选程序是"吸附—洗脱—扩增"三个流程的重复（图2-13b）：

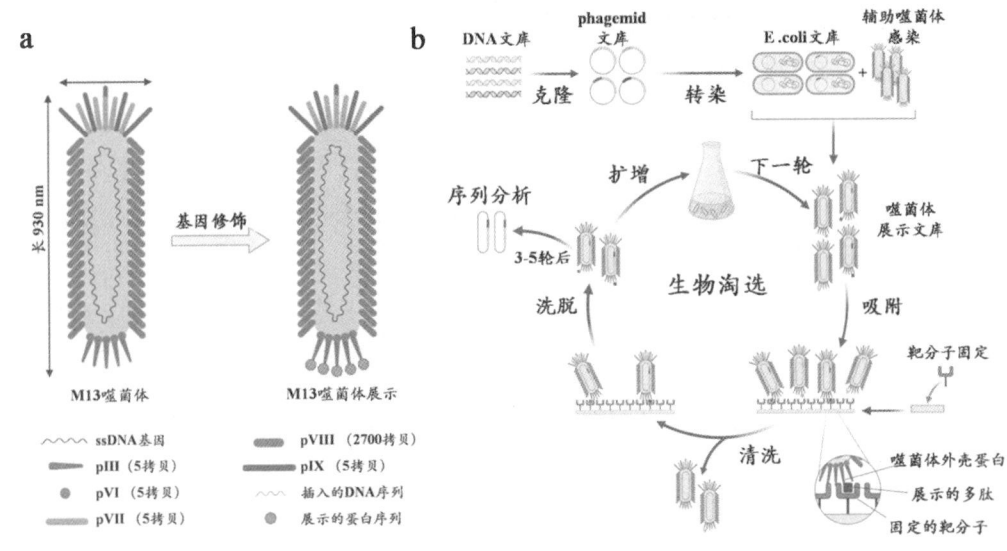

图2-13 M13噬菌体展示技术

a.M13噬菌体病毒粒子的构建和噬菌体展示技术的原理；b.基于噬菌体和辅助噬菌体M13 pⅢ蛋白展示的文库制备和生物淘选程序。

（资料来源：参考文献[48]）

首先，将噬菌体展示肽库与靶分子共同温育，洗去未结合的噬菌体；然后，将特异性结合的噬菌体洗脱并扩增；重复 3~4 次以上流程，淘选并富集能够与靶分子特异性结合的噬菌体；最后，通过 DNA 测序对筛选出的特异性结合序列进行分析。这些特异性结合的噬菌体已被广泛应用到各个领域，如噬菌体锂电池、噬菌体药物运输、噬菌体组织再生模板、噬菌体高灵敏检测器等。

M13 噬菌体 PⅧ蛋白由 50 个氨基酸组成，其中赖氨酸残基、N-末端氨基酸残基、羧酸基团、酪氨酸残基都可以进行化学修饰，从而将小分子的荧光化合物、大分子化合物多肽、聚合物等各种活性基团快速高效地链接到噬菌体表面，构建多功能性的噬菌体用于生物体或者细胞的荧光标记、癌症靶向治疗、细胞功能调控等。Li 等人将荧光素与癌细胞探测配体（叶酸）偶联到 M13 噬菌体表面，结果表明经过双修饰的噬菌体可以被癌细胞内吞，且其对于癌细胞的靶向作用优于其他对照组。许多研究者都用 RGD 修饰的噬菌体制备噬菌体薄膜来调控细胞的生长行为。

2. 钛结合肽的筛选与应用

Shiba 小组首先发现了能与钛、硅、银特异性结合的无机结合肽 TBP-1，同时研究 TBP-1 对硅和银的生物矿化能力的影响。采用丙氨酸逐一替换多肽序列中的氨基酸来分别进行钛结合实验，发现 TBP-1 中的精氨酸、天冬氨酸和脯氨酸在与钛基底的特异性结合中起着重要作用。Tamerler 等人利用细胞表面展示技术淘选出了与钛特异性结合的多肽序列 TiBP-1 和 TiBP-2，并利用 TiBP 将 RGD 粘附于钛基底上，随后在修饰后的材料表面培养成骨细胞和成纤维细胞，结果显示 TiBP 与 RGD 改性后的材料表面增强了两种细胞的生物活性。作者团队也通过噬菌体展示技术淘选出了与酸碱活化后的钛基底特异性结合的多肽序列，采用钛结合噬菌体对钛植入体进行纳米结构化改性，结果显示钛结合噬菌体改性的表面呈多孔网状结构且具有良好的结合稳定性，并且有优良的生物活性。

基于对 M13 噬菌体的研究，我们可以用噬菌体 PⅢ展示系统淘选出与钛植入体特异性结合的噬菌体，淘选得到的无机结合肽结构简单，能特异地结合在钛表面，可以更好地保持生物活性分子的功能性，此外，高亲和力的钛结合肽可以实现生物活性分子在材料表面的长期固定，并缓慢被降解或被血液成分取代。已有研究表明，ALP 及 BMP 与无机结合肽融合后，具有更高的表面固定效率和生物活性。含 RGD 序列和钛结合肽的多肽可以促进钛表面细胞的粘附及内皮化。

Kang 及其团队通过磷酸化的钛结合肽技术，巧妙地实现了 EGF 在钛植入体表面的高效固定，从而揭示了这一做法与细胞生长促进及细胞信号转导延长激活之间的密切关联。此外，他们设计了一种具有创新性的双功能肽，这种肽不仅融合了 RGD，还显著增强了成骨细胞和成纤维细胞在钛植入体表面的粘附和增殖能力。后续研究进一步证实，通过诱导的细胞信号转导，这种肽能够有效促进矿物质沉积和成骨活动。Liu 等人则采取了一种新颖的策略，他们利用钛结合肽设计出一种融合肽，这种融合肽不仅能够稳固地锚定口腔上皮细胞，维持体外和体内的上皮密封，更能促进伤口愈合关键基因的表达。在结构设计的优化上，他们采用了丝蛋白，将钛结合肽和 RGD 以等比例接枝其上，然后将这种特殊丝蛋白嫁接到钛表面，显著改善了成纤维细胞的粘附和内皮细胞的强结合能力。一项体内研究更是表明，钛结合肽与 BMP-2 的融合蛋白能够稳定钛植入体周围的胶原凝胶，从而对周围组织的骨诱导产生积极影响。

在植入物表面，病原菌的生长往往会导致炎症和感染，因此，减少细菌生长对于植入体的成功整合至关重要。基于这一认识，钛结合肽介导的生物功能化研究主要聚焦于利用抗菌肽（AMP）来抑制细菌生物膜的形成。在初步尝试中，研究人员成功地将四个已知的 AMP 与钛结合肽融合，这种融合肽不仅能有效覆盖钛植入体表面，还能显著降低口腔病原体牙龈卟啉单胞菌的附着。同时，通过在设计中添加 RGD，使得成骨细胞在体外得以有效增殖。进一步的研究，在体外测试了这种双功能设计对大肠杆菌、变异链球菌和表皮葡萄球菌的抑制效果。尽管这些肽的抗菌活性尚未在体内模型中进行验证，但 Wisdom 等人的最新研究已经证实，在血清蛋白存在的情况下，这些肽能够高效地结合于钛植入表面。

仿生功能化领域已经取得了显著的进步，生物分子的最新发展为植入体修饰的创新提供了无限的可能性。随着蛋白质和肽化学的飞速发展，我们现在能够通过化学合成或重组表达技术，制造出更具特异性和靶向性的分子。这些重组蛋白和合成肽相较于全蛋白，在保持生物活性结构域的同时，提升了产量并精简了其编码碱基序列，减少了氨基酸序列长度，从而增强了生化稳定性，降低了肽键水解和构象破坏的风险。这些肽类分子具备促血管生成、抗炎和促粘附等多重功能，为生物医用钛材料表面赋予了理想的生物调节能力。

除了蛋白质和肽，寡核苷酸等生物分子也为表面修饰提供了新的思路。通过指数富集配体系统进化技术（SELEX）获得的适配体，作为短寡核苷酸序列，能够与各种标靶结合，展现出高亲和力和特异性，其目标范围广泛，包括小金属离子、氨基酸、蛋白质，甚至全细胞和活体动物。目前，针对生理相关分子如 VEGF、PDGF、凝血因子Ⅸa 和凝血酶的适配体已被成功开发。例如，通过使用适配体 Apt19s 结合 MSCs，并通过氧化透明质酸作为连接子，成功修饰了多孔 HA 涂层的钛植入体表面。实验结果表明，这种适配体的引入显著促进了 BMSCs 向钛表面的迁移，从而促进了后续的成骨分化。体内实验进一步证实，适配体和 HA 改性后的钛表面能够增强植入体周围界面的 MSCs 募集，促进新骨矿化。另外，一种针对 VEGF 的适配体 macugen/ pegaptanib 已获得美国食品药品监督管理局（FDA）批准，应用于眼科治疗。

展望未来，针对成骨相关细胞或组织的适配体的开发，将为改善生物医用钛材料表面的生物活性提供新的常规方法。此外，其他类别的生物分子，如多糖等，也在涂覆钛表面时展现出独特的生物活性。成功的骨整合需要细胞经历一系列复杂的级联反应，这意味着需要多种类型的生物分子和细胞的协同作用。对生物分子的深入理解将为我们提供更多创新的机会，以构建更有效的植入界面。

三、从静态设计到动态响应表面

现阶段，生物医用钛材料正在从传统的静态设计演变为具有动态特性的设计。骨科钛植入体一直以其良好的机械性能和骨整合的能力而备受推崇，其临床应用的成功有目共睹。而今，随着材料设计、动态化学以及纳米医学的飞速发展，我们已能将动态响应特性巧妙地融入生物医用钛材料的表面，以适应特定细胞和组织随时间和空间动态变化的需求。

生物材料的空间和时间调控为精准模拟生物组织微环境的动态特性提供了独特路径，这一特性在细胞行为和功能调节中发挥着至关重要的作用。动态响应生物材料的设计旨在响应各种刺激，根据刺激源的不同，这些信号可划分为环境触发和生理触发两大类。环境触发因素作为生命系统外部刺激引入，如光、电场、超声波或磁/电磁场等，使材料能够实现空间和时间上的精确调控。而生理触发则主要涵盖pH值、酶、氧化还原条件或水解等因素，这些内部生理变化触发材料的响应。动态响应生物医用钛材料设计与研发极大地满足了现代医疗器械开发的多元化需求，特别是在提高生物相容性（如骨整合、抗菌和抗炎能力）方面表现出色。

目前，在生物医用钛材料上构建动态响应表面的研究已取得显著进展，这些表面远超出了对钛材料表面形态、润湿性和成分的传统控制范畴。下面介绍生物医用钛材料的动态响应表面改性策略，并根据触发因素将其细分为八种类型：光、X射线、电场、压电、超声波、磁/电磁场、pH值和酶。

1. 光

光作为一种非侵入性的物理信号，在微尺度上展现出了精确控制的卓越能力。通过利用 TiO_2 及其他光响应组分的光催化活性，能够在时空上精准调节钛表面功能，进而诱导细胞或组织的特定行为。在医药和生物技术领域，光常常被用于调控药物释放动力学，以提升材料的抗菌性能，或者促进钛植入体表面的细胞和组织修复。TiO_2纳米管（TNTs）作为药物载体的潜力已得到广泛认可，但常见的药物爆发释放现象却限制了其应用。为了克服这一挑战，研究者们设计了一种"智能"平台。例如，在早期的研究中，辣根过氧化物酶通过γ-氨丙基三乙氧基硅烷（APTES）/维生素 C 单层连接子与 TNTs 的底部相连，同时利用十八烷基膦酸（ODPA）对纳米管进行封端，从而构建了一个两亲性的药物释放平台。当暴露在紫外光下时，由于 TiO$_2$ 的光催化性质，ODPA 和 APTES 连接子被产生的过氧化物和羟基自由基所分解，导致酶分子的受控释放。然而，紫外光固有的局限性，如组织穿透性差，限制了其在临床上的实用性。为了克服这一难题，研究者们通过离子体共振（SPR）将贵金属（如 Au 和 Ag）沉积在 TNTs 上，实现了在可见光或红外光下的药物释放。同一研究团队还利用 Au-SPR 诱导的效应，进一步改善了可见光下氨苄青霉素在两亲性 TNTs 平台上的释放动力学。在这一过程中，ODPA 帽的疏水链和药物接枝接头的亲水底层在光催化作用下断裂，实现了药物的精准释放（图 2-14）。

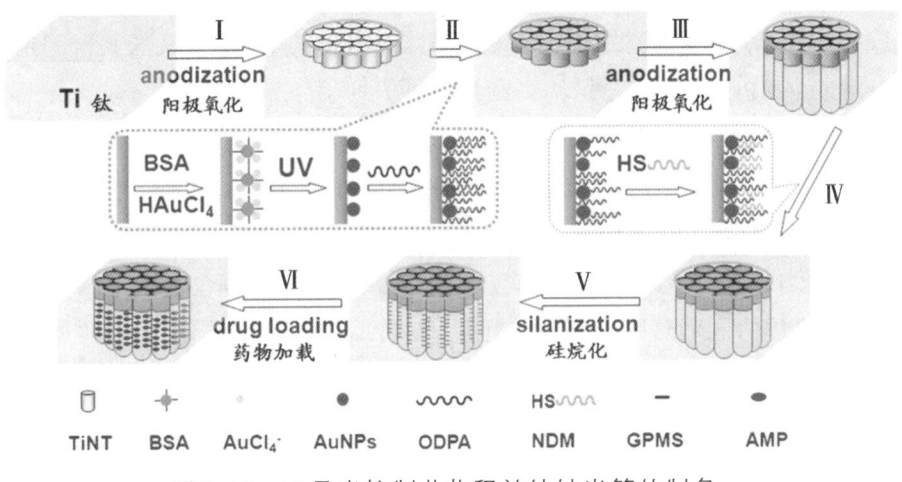

图 2-14 可见光控制药物释放钛纳米管的制备

Ⅰ）首次阳极氧化形成钛纳米管；Ⅱ）金纳米颗粒和疏水单层对钛纳米管的修饰；Ⅲ）第二次阳极氧化，使纳米管继续生长以储存药物；Ⅳ）疏水单层通过硫醇与金纳米颗粒的连接；Ⅴ）用三甲氧基硅烷（GPMS）对下层进行硅烷化；Ⅵ）由 GPM 加载药物阿米西林（AMP）。TiNT：钛纳米管；BSA：白蛋白；AuCl4：氯化金；AuNPs：金纳米颗粒；ODPA：十八烷基膦酸；NDM：十二烷硫醇；GPMS：三甲氧基硅烷；AMP：阿米西林。

（资料来源：参考文献[1][54]）

除了调控药物释放外，基于 SPR 的混合表面还可以直接用于快速消除细菌生物膜，且对组织无细胞毒性。这主要得益于光动力疗法产生的 ROS。例如，在钛表面上制备的 Ag 纳米颗粒混合涂层，如氧化石墨烯/Ag/胶原和单宁酸/Fe^{3+}/Ag 涂层，在可见光激发的光动力疗法与 Ag$^+$ 的天然抗菌能力的协同作用下，对大肠杆菌和金黄色葡萄球菌的抗菌效率均在 94% 以上。此外，研究者们还探索了多种异质结构，如在石墨相氮化碳（g-C3N4）中添加 MnO$_2$，不仅将可见光下的光转换效率提高了 21.11%，还促进了谷胱甘肽（GSH）通过硫醇–二硫化物氧化为谷胱甘肽二硫化物（GSSG），进而加强了细菌的氧化应激。这种涂层展现出了极高的抗菌效率，对金黄色葡萄球菌和大肠杆菌的抗菌效率分别达到了 99.96% 和 99.26%，同时对成骨细胞活力的影响却微乎其微。

尽管光动力作用在临床医学应用中显示出巨大潜力，但单纯依赖这种模式进行表面改性仍面临一些挑战，如作用时效短暂和扩散距离受限。为了克服这些限制，研究者们开始探索将具有光动力和光热特性的杂化化合物沉积到生物医用钛材料表面，以构建协同作用体系。例如，在钛植入体表面上制备红磷（RP）-IR780-RGDC涂层，在此系统中，RP担任光热剂，而IR780则作为光敏剂。在近红外光（808 nm）照射下，涂层不仅温度显著升高，还生成单线态氧，这种组合策略有效地根除了金黄色葡萄球菌的生物膜，体外抗菌效率达到89.3%，而在体内环境中则提升至96.2%。研究者们还开发了其他协同模式，如光热作用与气体作用的组合。在钛表面集成一个CO纳米发生器层，该层由介孔聚多巴胺（MPDA）纳米颗粒构成，这些颗粒负载有$Fe_3(CO)_{12}$这一典型的热敏性CO供体。通过与RGD多肽的共价固定，形成了RGD-CO@MPDA-Ti复合结构。在近红外光照射下，该结构在42 ℃下释放CO气体，与温和的光热作用协同，对浮游MRSA展现出强大的抗菌活性。细菌被消除后，CO进一步通过激活血红素加氧酶（HO-1）抑制M1型巨噬细胞分泌促炎细胞因子，并诱导p38 MAPK和NF-κB（p50/p65）的下调。这一过程进一步促使M1型巨噬细胞表型向抗炎的M2表型转变。在大鼠植入物感染模型中，这一光疗平台不仅通过CO气体协同消除残留细菌，还显著减轻了炎症并介导了成骨的免疫调节。

此外，光响应表面在调节MSCs的成骨分化、神经元分化、血管修复和抑制炎症等方面也展现出巨大的应用前景。例如，硫化铋（BS）和HA在钛材料表面形成的BS/HA光电响应涂层，通过减少光生电子和空穴的复合，增强杂化膜的光催化能力。这些光电子不仅影响细胞膜上的Na^+通道和膜电位，还促进Ca^{2+}从细胞外流向细胞内，激活Wnt/Ca^{2+}信号通路，从而上调干细胞的成骨分化。在Sprague-Dawley（SD）大鼠的双侧股骨植入实验中，BS/HA光响应底物组的成骨表达高达82.41%，远超过BS/HA暗对照组（65.10%）和空白钛对照组（6.5%）。

2. X射线

X射线作为原子核周围电子释放的典型电磁辐射，在临床诊疗领域展现出了广泛的应用价值。相较于光学刺激，X射线因其卓越的组织穿透能力和极低的自发荧光背景而独具优势。X射线不仅能够调控成骨细胞活动、触发药物释放，还能监测植入体感染。特别是低剂量X射线照射（<1Gy），已被证实有益于体外成骨细胞的分化和矿化，进而促进体内骨折愈伤组织的矿化。She等人的研究揭示了低剂量X射线照射与钛颗粒的协同作用，在兔股骨远端植入Ti6Al4V假体8周后显著增强了骨整合效果。对于未添加钛颗粒的植入物组，0.5 Gy的低剂量X射线照射明显促进了假体表面的骨向内生长。钛颗粒的引入对骨形成具有正面影响，X射线照射进一步降低了钛颗粒引起的植入物周围界面膜的厚度，可能有助于在磨损颗粒存在的情

况下提高假体的稳定性，并抑制无菌性松动的早期发展。

在药物释放领域，X 射线照射下的 TiO_2 光催化特性为药物控释提供了新途径。Schmidt-Stein 等人的研究展示了 X 射线诱导的 TiO_2 层和 TiO_2 纳米管阵列中电子–空穴对的产生，进而实现了对有机化合物酸性橙的降解。此外，含有三乙氧基硅烷官能团（Zn-TESP）的锌卟啉硅烷化 TiO_2 纳米管表面，在 X 射线刺激下可实现单层链断裂，释放附着的锌卟啉分子。在 X 射线照射 20 分钟后，约 50%的 Zn-TESP 单元被移除，证明了 X 射线在药物释放领域的应用潜力。

最近，X 射线激发发光化学成像（XELCI）技术以其非侵入性的方式检测和监测植入物表面细菌感染的能力而受到关注。XELCI 结合了 X 射线闪烁体层和 pH 传感层，通过 X 射线激发产生高分辨率图像，并利用光学检测感染程度。Uzair 等人的研究在骨科植入物表面的环氧树脂中制备了含有 $Gd_2O_2S:Eu$ 的 X 射线闪烁体层和含有 pH 指示剂染料的 PEG 层，成功实现了能反映植入物表面 pH 值变化的成像。这一技术在检测局部 pH 值变化（如肿瘤、炎症和缺血等）方面具有潜在应用价值。更为先进的是，XELCI 技术还可与光动力作用相结合。Wang 等人开发了一种五层 X 射线功能材料，可涂覆在植入式医疗器械表面。这种材料由红色、绿色和紫外荧光材料、纳米氧化钛以及甲基橙染料层组成，不仅能在 X 射线照射下标记 pH 值为 5~7 范围内的颜色变化，还能通过光催化作用产生单线态氧和羟基自由基，实现杀菌效果。这一策略为植入体感染提供了新的治疗范式。

总之，X 射线在激活植入物成骨、监测表面感染等方面展现出了巨大的应用潜力，其优势在于在软组织中的衰减最小且空间分辨率高。随着技术的不断进步，X 射线在临床诊疗中的应用将更加广泛和深入。

3. 电场

电刺激是一种外部电信号，旨在调节细胞或组织的反应，被广泛应用于多个生物学过程，如血管生成、有丝分裂、细胞迁移和伤口愈合。在生物医用钛材料的应用中，电信号能够刺激细胞和组织活动，甚至触发药物的释放。早期研究表明，纳米管表面的电刺激（如双相电刺激，15 V 脉冲）显著增强了成骨细胞的增殖和分化（通过 ALP 合成和钙沉积来评估）。尽管电信号对细胞行为的调控作用已被广泛认可，但成骨分化的具体分子机制仍待深入探究。Park 等人的研究揭示了恒定电场对成骨分化的积极影响，即使在无成骨化学补充剂的情况下，也能明显改善大鼠 MSCs 在 TiO_2 纳米管表面的成骨分化。鉴于 TiO_2 作为半导体在某些条件下电导率和电子传输性能有限，Mazare 等人通过 Ar/H_2 还原制备了黑色 TiO_2 纳米管阵列，显著降低了电阻率（从 1.17 MΩ 降至 15.5 kΩ），从而提高了对电刺激的灵敏度并缩短了刺激时间。相较于传统 TiO_2 纳米管，黑色 TiO_2 纳米管在较低电场强度下就能观察到克隆大鼠 MSCs 的增殖加速和细胞内 Ca^{2+} 水平升高，表明底物对电刺激的响应更为灵敏。

除了直接作用于 TiO_2 表面，电刺激还可通过调控表面润湿性、成骨和抗菌活性等特性，进一步扩展其在植入物领域的应用。通过电化学氧化还原过程实现的可切换取向变换聚合物，如聚吡咯（PPy）和聚多巴胺，为动态调节表面特性提供了新途径。Liao 等人通过在生物医用钛材料表面掺杂两亲性生物分子牛磺胆酸（TCA）形成一维纳米结构聚吡咯（NAPPy）阵列，实现了表面润湿性的可逆切换（从超疏水到亲水），并通过电位调控来影响细胞行为。类似地，含有带负电荷的硫酸软骨素（CS）和带正电荷的抗菌肽（OP-145）的混合 PPy 涂层能够在电刺激下动态切换，从而在增强成骨活性和抗菌活性之间实现平衡。

此外，药物释放也可以通过电刺激来调控。Wu 等人通过电化学沉积在钛材料表面制备了聚吡咯/地塞米松（PPy/Dex）复合涂层，并添加了 ECM 的复合材料，实现了 Dex 的按需释放。这种涂层不仅改善了成骨分化，还减少了 RAW264.7 细胞分泌的炎症因子。

综上所述，电刺激为动态操纵生物医用钛材料表界面提供了一种有效方法，通过调节细胞行为、表面润湿性和药物释放等特性，为钛植入体的应用开辟了新的可能性。

4. 压电

压电效应作为一种仿生模式来调节骨组织再生，其基础在于天然骨骼本身所展现的压电特质。骨骼的压电性主要源于其特定的纤维结构，即由非中心对称的胶原基质与嵌入的磷灰石纳米晶体紧密结合而成。由于骨骼结构的各向异性，其压电响应也呈现出各向异性，并且这种响应还受到刺激方向、频率和强度的影响。根据先前的研究，天然骨骼在生理状态下由于压电电位会积累负电荷，其 zeta 电位为 −5 mV。胶原蛋白受压时会在表面产生负电荷，这不仅会增强骨骼在受压时的 zeta 电位，还会提升骨骼的动态硬度。相反，拉伸力可能会使骨骼产生正电荷，从而降低 zeta 电位和骨骼的动态硬度。当骨骼受损时，骨折区域会展现出更强的电负性。这种累积的电荷有利于增强成骨细胞的功能，并能促进骨折部位的基质矿化，进而加速骨骼再生。此外，从细胞和分子层面来看，一系列细胞活动（如电流趋向性）也会产生内源性电信号，这些信号包括细胞膜的去极化和超极化、Ca^{2+}/Mg^{2+} 离子的流动以及肌动蛋白的解聚等。因此，压电刺激在细胞和分子水平上能有效调控成骨细胞和骨骼的活动。

在生物医用钛材料表面实现压电响应是通过压电镀膜来实现的。压电材料大致可以分为压电陶瓷、压电聚合物以及压电复合材料三类。这些材料能够通过响应由细胞通讯、振动刺激或两者的结合而产生的表面电荷来调节细胞行为。生物医用钛材料表面的压电涂层被用于刺激成骨细胞和骨骼行为，并增强抗菌活性。例如，在多孔 Ti6Al4V 上沉积 BaTiO$_3$ 涂层以研究其对成骨和血管生成的影响。与未极化的涂层相比，经过电晕极化的涂层表面电位为 –30 mV，这促进了大鼠股骨 MSCs 的迁移、增殖和成骨分化。体内实验结果表明，使用这种极化涂层的植入物植入绵羊体内 8 个月后，新骨覆盖面积远高于未使用极化涂层的纯钛植入体。

压电特性除了单独使用外，还可以与其他刺激（如超声波和磁场）相结合，以实现对成骨的协同或切换作用。例如，在超声波刺激下，压电涂层可以产生微电流，并对细胞活性产生积极影响。这种协同作用增强了成骨细胞的成骨表达。最近的研究还展示了使用 BaTiO$_3$ 纳米阵列作为电刺激平台来选择性调节抗骨肉瘤和成骨的可能性。在超声波辅助下，极化的 BaTiO$_3$ 纳米棒阵列可以产生高强度输出电位，以动态扰乱微管蛋白取向并阻滞骨肉瘤细胞的有丝分裂。而在关闭状态下，带正电的表面可以对骨缺损形成静电刺激，从而促进骨整合。

基于天然骨骼的压电特性，利用压电效应作为调节骨组织再生的有效手段，是一种先进的材料表面改性技术。这一领域的研究为骨骼再生和修复提供了新的思路和方法。

5. 超声波

超声波作为一种机械波，具备直接调节细胞与材料间相互作用的能力，同时能以非侵入性的方式控制药物从表面释放，为医疗领域带来了革命性的进展。其中，低强度脉冲超声（LIPUS）已得到 FDA 的认可，并被广泛应用于促进新鲜骨折愈合和骨不愈合的重建过程中。有研究观察了 LIPUS 与微结构表面相结合对 MG63 细胞行为的影响。在 LIPUS 的刺激下，细胞不仅展现出更紧密的表面附着，形成更多的伪足，而且相较于仅经过微结构表面处理的对照组，细胞增殖速度加快，成骨分化表达水平显著提高。这一发现可能与 LIPUS 产生的振动影响了细胞膜的通透性和细胞内物质的运动有关。

在药物释放领域，超声波同样展示了其独特的调控能力。Aw 等人通过将携带水不溶性药物（吲哚美辛）的胶束加载到 TNTs 中，成功实现了在超声刺激下药物的响应性释放（图 2-15）。实验表明，这种释放机制在 5~50 分钟内即可达到 100% 的药物释放效率，这归因于超声波机械振动与水缓冲器和刚性 TNTs 结构相互作用产生的空化和热过程的组合效应。周等人则通过制备超疏水 TNTs 阵列，并加载不同量的盐酸四环素，实现了对药物释放的多层级和可控性调节。这种表面在超声刺激下，能够选择性地去除被困的空气层，从而释放药物。

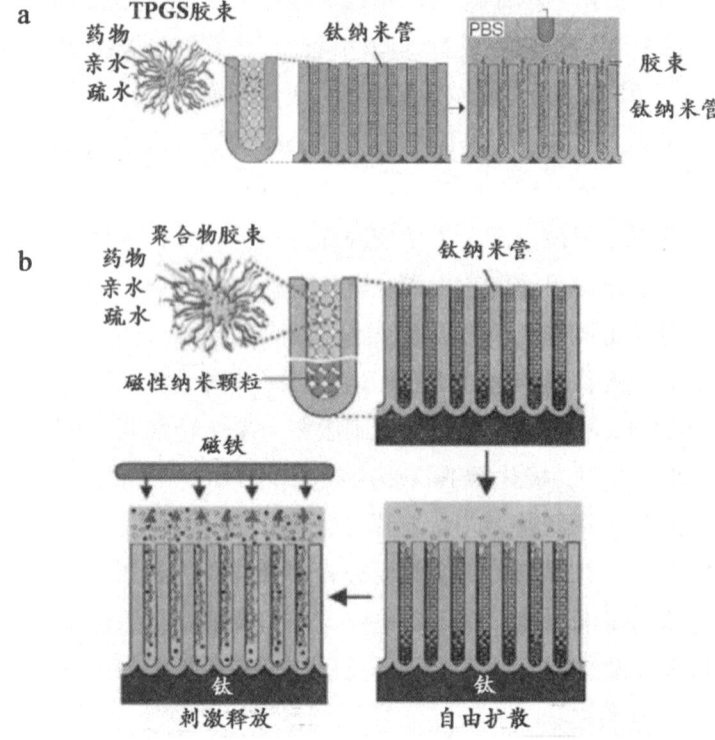

图 2-15 超声及磁场控制药物释放钛纳米管的制备

a.以二氧化钛纳米管阵列为药物-载体释放平台,以聚合物胶束为药物载体的超声刺激药物递送方案;b.二氧化钛纳米管的磁刺激反应药物释放方案,将聚合物胶束作为药物载体与难溶性药物和负载在纳米管结构底部的磁性纳米颗粒结合,释放是通过施加外部磁场来实现的。
(资料来源:参考文献[55][56])

超声波的应用不限于药物释放,还可以与超声热作用和触发式气体作用相结合,用于感染的骨再生模型。与光疗相比,超声波能够深入组织并在特定空间位置实现精确聚焦。例如,RP 涂层的钛材料表面(Ti-RP)在连续超声激发下展现出显著的声热活性,温度可提升 20°C 以上。这种性能的提升源于 RP 中超声激活的电子运动将机械能转化为晶格热振动。为了实现更高效的抗菌处理,Ti-RP 表面进一步通过纳米介孔 SiO_2 纳米颗粒涂层功能化,这些纳米颗粒含有热响应的 NO 前体。这种复合表面在超声激发下对 MRSA 的体外抗菌效率超过 93.40%,并能在体内有效对抗骨感染,且无明显副作用。

简而言之,利用超声波刺激是一种精准、深入且局部化的改性方法,其在医疗领域的应用前景广阔,特别是在促进骨折愈合、控制药物释放,以及治疗感染等方面展现出巨大的潜力。

6. 磁场和电磁场

磁场,无论是源自静磁体还是由电流在电线或电气设备中流动所产生的电磁场,均展现出在低强度下对生物组织的高穿透力和极低的不利影响。这些磁场和电磁场已被巧妙利用，借助磁性纳米颗粒来触发药物释放，并有效刺激细胞和组织行为。研究者通过在 TNTs 阵列底部加载多巴胺修饰的氧化铁纳米颗粒，同时在顶部加载封装有吲哚美辛的聚合物胶束，构建了一个磁响应药物递送平台。当在 TNTs 顶部施加磁铁后，药物封装的胶束在 1~1.5 小时内实现了 100% 的立即释放，展示了出色的触发释放效率（图 2-15）。尽管此方法存在由外部磁场触发可能导致的不可控释放的局限性，但它无疑满足了某些即时按需释放的治疗需求。

另一方面，由电荷运动产生的磁场在细胞功能调控和组织再生中也展现出了巨大潜力。例如，Fassina 等人的研究揭示，在脉冲电磁场（PEMF）的刺激下，钛纤维网支架或钛等离子喷雾表面上的 SAOS-2 细胞成骨相关表达（如 I 型胶原蛋白、decorin 和骨桥蛋白）显著上调，进而促进了细胞的增殖和基质沉积。尽管成骨效应的积极结果已有报道，但磁场与不同表面形貌的结合作用鲜有研究。为此，Wang 等人在喷砂/酸蚀的微结构表面、阳极氧化的纳米管结构表面和抛光表面三种类型的钛表面上培养了原代大鼠成骨细胞，并深入探究了 PEMF 对这些细胞行为的影响，发现成骨细胞的方向与电磁力线垂直，且含有更多的微丝和应力纤维。PEMF 在不同材料表面形貌下均对成骨相关基因的增殖、表达和 ECM 成熟有不同程度的促进作用，特别是在微观和纳米表面上效果更为显著。其机制可能与 PEMF 刺激赋予 Ti/TiO$_2$ 表面定向偶极子和放大的表面电位梯度，进而吸引更多阳离子和蛋白质，并促进其特异性结合在黏着斑处有关。进一步的研究还表明，PEMF 可能通过 Wnt/β-catenin 信号诱导机制来增强成骨细胞活性和骨骼合成代谢。PEMF 不仅在健康的细胞和动物模型中展现出积极效果，还能有效缓解骨质减少和骨质疏松症，并促进骨缺损/骨折的愈合。Cai 等人通过对两种动物骨质疏松症模型[患有 1 型糖尿病（T1DM）的兔子或接受糖皮质激素（GC）治疗的兔子]的研究发现，PEMF 可以通过激活经典的 Wnt/β-catenin 信号传导来逆转 T1DM 或 GC 对骨形成的不利影响，显著促进了骨合成代谢，使其质量、结构和机械性能达到与健康对照组相似的水平。

除了基于 TiO$_2$ 的调节模式，研究者还通过引入含有磁性纳米颗粒的表面涂层来实现磁响应细胞行为调控。Lin 等人制备了含有 Fe$_3$O$_4$ 纳米颗粒的磁化胶原涂层（MCCs），并探究了磁驱动（MA）方向对成骨分化的影响。他们发现，与随机取向的 MCCs 表面平行的 MA 可以显著增强成骨分化和 BMSCs 的活性，这与垂直方向下的下调行为形成鲜明对比。这种差异可能与胶原纤维在平行或垂直模式下对 MA 方向的拉伸状态响应不同有关，进而影响 α5β1 整合素表达，激活细胞骨架的有序排列和成骨分化。

利用外部磁或电磁刺激是改善生物医用钛材料表面与生物组织之间的相互作用的一种有价值的方法，为生物医学领域带来了新的治疗策略。

7. pH 值

pH 响应策略在生物医用钛材料表面的实现通常依赖于多种机制，包括 pH 触发的聚合物帽中化学基团的单一或组合变化、pH 敏感化学键的断裂，以及 pH 诱导的纳米颗粒溶解等。这些策略通过精心设计的材料系统，为生物医用钛材料表面赋予了高度的智能性和响应性。

在 pH 触发的质子化和去质子化过程中，壳聚糖（CS）因其丰富的氨基成为修饰生物医用钛材料表面的常用分子。例如，周等人成功制备了包含妥布霉素（Tob）和肝素（HET）的胶束，并通过在聚多巴胺修饰的钛表面交替沉积带正电荷的 CS 和带负电荷的 HET，构建了一种智能的药物递送系统。该系统在 pH 为 4.3 和 7.3 下表现出不同的药物释放模式，其中 pH 为 4.3 时 Tob 的释放量较低（约 66.7%），而 pH 为 7.3 时则接近完全释放（约 100%）。这一差异归因于酸性条件下壳聚糖中氨基的质子化，增强了与胶束负载的 HET 层的静电相互作用，从而阻碍了 Tob 的释放。此涂层不仅有效抑制了细菌（如大肠杆菌和金黄色葡萄球菌）的初始黏附和生物膜的形成，而且在酸性条件下呈现出长达 10 天的长期抗菌效果，同时对 MC3T3-E1 细胞的粘附和增殖影响较小。

除了壳聚糖，聚甲基丙烯酸（PMAA）也被用作 pH 响应的栅极分子。在生理条件下，PMAA 的羧基脱质子化导致溶胀，从而延长了药物的释放时间。然而，在酸性环境中，PMAA 的质子化减少了静电排斥，导致材料塌陷，迅速释放药物。Chen 等人利用这一特性，将 AMP（HHC36 肽）加载到 TiO_2 纳米管内，并用 PMAA 封装表面，构建了一个控释系统。这一系统在生理条件下能长时间保留药物，而在模拟感染条件下则迅速释放 AMP，展现出了对四种临床细菌的按需杀菌活性。

此外，pH 敏感的化学键，如金属配位键和希夫碱，也被用于设计 pH 响应的钛表面涂层。例如，通过 Zn^{2+} 或 Ag^+ 诱导的配位键，1,4-双（咪唑-L-甲基）苯（BIX）分子被用于密封负载有万古霉素或银纳米颗粒的 TNTs 阵列系统。在酸性环境下，离子诱导键的断裂导致 TNTs 帽的打开和药物的释放，有效杀灭了金黄色葡萄球菌和大肠杆菌，同时对 MC3T3-E1 细胞的增殖和分化影响较小。

pH 诱导的溶解策略则利用 ZnO 纳米颗粒在酸性环境下的溶解特性来实现药物的触发释放。Xiang 等人通过在载有万古霉素的 TNTs 表面涂覆叶酸/ZnO，制备了一种在酸性环境中能加速释放万古霉素和 Zn^{2+} 的表面涂层，显著提高了抗菌效果。此外，通过结合 pH 敏感硼酯键合和 ZnO 溶解，ZnO 纳米颗粒与柚皮苷（NG）偶联形成了一种新型的纳米颗粒。这些纳米颗粒修饰的钛材料表面在细菌感染和肿瘤细胞外酸度下展现出"关闭"释放模式，释放的 Zn^{2+} 和 NG 能有效增加细菌的氧化应激和骨肉瘤细胞的凋亡，这为骨重建和骨肉瘤切除术提供了一种新的策略。

最后，pH 敏感策略还可以与催化作用和气体作用相结合，用于感染性关节置换术模型。通过单宁酸（TA）官能化的 CaO_2 纳米颗粒和 Cu^{2+} 介导的 Fenton 样反应，纳米改性表面能够在细菌诱导的酸性环境中迅速响应，释放 ROS 和 O_2，有效根除 MRSA，并缓解感染的缺氧微环境。这一系统在关节置换术大鼠模型中显著抑制了植入体周围关节感染，并增强了植入体周围成骨。

8. 酶

酶反应机制在药物递送和细胞行为调控中扮演关键角色，通常借助原核或真核细胞分泌的酶来水解涂层，从而精确控制药物释放或激活特定的细胞响应。透明质酸酶，作为一种重要的生物酶，由多种细菌分泌，被广泛用于切割含有透明质酸的涂层，精细调节药物释放的动力学。Yuan 等人巧妙地设计了一种药物递送系统，首先将万古霉素加载到 TNTs 中，然后通过交替沉积 3,4-二羟基氢肉桂酸修饰的壳聚糖和多巴胺修饰的透明质酸来构建保护阵列。在透明质酸酶或金黄色葡萄球菌存在的情况下，多层膜的降解作用显著，能够在 24 小时内释放超过 50% 的万古霉素，实现超过 80% 的抗菌效果。此外，这种杂交表面在 SD 大鼠股骨远端植入后，凭借其自反应性，显著提升了大鼠成骨细胞的初始黏附性，并有效清除了周围髓质的感染。透明质酸不仅可作为封盖组分，还可以进一步与抗菌剂结合，同时另一种促进成骨分化的药物被加载到 TNTs 中，实现双功能特性。例如，通过透明质酸钠-月桂酸偶联物或透明质酸-庆大霉素偶联物与壳聚糖的结合，分别封盖负载 BMP-2 或去铁胺的 TNTs。这种创新设计不仅展现了卓越的抗污和抗菌性能，还显著促进了成骨分化。

金黄色葡萄球菌分泌的其他酶，如微球菌核酸酶和丝氨酸蛋白酶样蛋白酶，同样被巧妙地用于触发表面反应。Ghimire 等人开发了一种基于 Ti6Al4V 表面的聚（乙二醇）二甲基丙烯酸酯水凝胶涂层，结合对金黄色葡萄球菌微球菌核酸酶敏感的寡核苷酸接头，实现了万古霉素的靶向释放。这种涂层在小鼠股骨植入实验中有效预防了金黄色葡萄球菌感染，通过微球菌核酸酶触发的万古霉素释放，及时根除了植入物周围的细菌，从而抑制了骨髓炎的进一步发展。值得注意的是，所使用的万古霉素剂量远低于常规预防性抗生素剂量，展示了其在精准抗菌治疗中的巨大潜力。

除了细菌相关酶外，成骨细胞相关的酶，如 ALP，也被应用于表面修饰。在钛表面构建由乙酰葡甘露聚糖（acBSP）和阿仑膦酸酯（ALN）组成的涂层，该涂层能够在骨愈合过程中根据需要"打开"和"关闭"巨噬细胞的功能。体外实验表明，acBSP 能够激活巨噬细胞，使其表达含有抑癌素 M（OSM）的促成骨细胞因子，OSM 进而刺激成骨细胞的 ALP 和骨钙素（OCN）表达。随着 ALP 含量的逐渐升高，它水解 ALN 接头，释放 ALN-acBSP 复合物，从而调控炎症并杀死促炎巨噬细胞。在骨质疏松症大鼠模型中，这种生物反应性涂层显著提高了骨植入物的接触率，为免疫调节表面修饰提供了新的策略。

  总之，表面改性仍然是提高生物医用钛材料生物活性和生物相容性的主要策略。随着表面工程的发展，表面改性方法需要向前迈进，以满足时空调制的要求。新兴表面改性技术的发展使得生物医用钛材料表面"智能化"并按需响应周围环境。未来，随着分子生物学的进步和对骨免疫学的理解的深入，更有效的生物活性钛植入物将被开发出来，以满足各种临床需求。

第三章 生物医用钛材料表界面分析与表征技术

生物医用钛材料在现代医学和医疗保健中扮演着至关重要的角色，被广泛应用于各种医疗设备、植入物、组织工程支架、药物递送系统等，其性能直接影响到治疗的效果和患者的健康。生物医用钛材料的表界面性质对材料的生物相容性、生物活性以及最终的临床应用效果具有至关重要的影响。因此，对生物医用钛材料表界面进行精确、全面的分析是确保材料性能最优和临床应用安全的重要手段。

第一节　表界面分析方法概述

表界面分析是评估生物医用钛材料性能、优化材料设计，以及确保临床应用安全的重要手段。通过对生物医用钛材料表面的形貌、化学组成、结构、能量状态等参数进行测定，可以深入了解材料表界面的物理和化学性质，进而预测和调控材料在生物环境中的行为。

一、生物医用钛材料表界面概述

界面通常是指从一个相到另一个相的过渡区域。若其中的一相为气体，这种界面通常也被称为表面。一般意义上的表界面通常包括气-液界面(表面)、气-固界面(表面)、液-液界面、液-固界面、固-固界面。生物医用钛材料为固体材料，其在机体内的具体使用过程中通常涉及的表界面为液-固界面或固-固界面。生物医用钛材料表界面是指生物医用钛材料与其周围环境（如体液、组织、细胞等）相互作用的界面区域。这个界面区域直接决定了生物医用钛材料与生物体之间的相互作用、生物相容性以及最终的使用效果。

二、表界面分析对于生物医用钛材料研究的重要性

1. 表界面特性对生物医用钛材料与生物体相互作用的影响

（1）润湿性和表面能：生物医用钛材料表面的润湿性和表面能决定了其与体液、细胞等生物组分的相互作用方式。适当的润湿性和表面能有助于生物材料更好地与生物体结合，减少排异反应。

（2）表面化学性质和生物活性：生物医用钛材料表面的化学性质和生物活性直接影响其与生物体的相互作用。例如，一些生物材料表面可以通过化学修饰或生物活性分子的固定来增强其生物相容性，促进细胞的黏附、生长和分化。

（3）表面形貌和粗糙度：生物医用钛材料表面的形貌和粗糙度对其与生物体的相互作用也有重要影响。适当的表面形貌和粗糙度可以提供更大的表面积，有利于

细胞的黏附和生长，同时也有助于促进生物材料与生物体之间的相互作用。

（4）表面电荷和离子交换：生物医用钛材料表面的电荷状态和离子交换能力也影响其生物相容性和与生物体的相互作用。例如，带有负电荷的生物材料表面可以吸引带有正电荷的细胞，从而促进细胞的黏附和生长。

（5）生物降解性和稳定性：生物医用钛材料在生物体内的稳定性和生物降解性也是表界面性质的重要方面。适当的生物降解性可以确保生物材料在完成其使命后能够被生物体安全地代谢和排出，而稳定性则保证了生物材料在生物体内能够维持其结构和功能。

2. 表界面的研究意义

生物医用钛材料植入机体后，通过表界面与机体接触。材料表界面与其周围的生物分子、各类组织细胞，以及可能引入的细菌等微生物之间的微观相互作用，决定着材料生物相容性及其后续功能。因此，调控生物医用钛材料表界面与机体的相互作用是首先需要面对的关键科学问题。深入理解材料表界面和生物体的相互作用规律，探寻合适的表面设计和修饰策略对生物医用钛材料的研究与开发极为重要。

通过表界面分析技术获得生物医用钛材料的表面形貌、化学成分、晶体结构和生物相容性等信息，能够帮助研究人员深入理解材料的表界面特性，针对性地选择表面改性方法，对表面改性过程有指导意义。表界面分析技术还可以用于评估表面改性处理的效果，这有助于研究人员了解表面改性处理对材料性能的影响，从而优化处理工艺和参数，进一步提高材料的性能。

三、表界面分析技术的分类

生物医用钛材料表界面的表征研究主要涵盖了生物医用钛材料表面、生物医用钛材料/生物分子相互作用、生物医用钛材料/细胞相互作用，以及生物医用钛材料/组织相互作用等多个层级相互作用的表征。

具体表界面分析技术的分析对象可以分为以下几类。

1. 物理性能参数

生物医用钛材料表界面的物理性能参数主要包括接触角与表面润湿性、粗糙度、表面形貌、表面软硬度、表面吸附带来的微小质量变化等。生物医用钛材料相关的接触角与表面润湿性主要通过水接触角等方式加以分析和表征，粗糙度可通过粗糙度仪加以直接测量和表征，表面形貌通常利用扫描电子显微镜(SEM)、原子力显微镜(AFM)、扫描隧道显微镜(STM)、光学显微镜等加以放大观察，材料表面软硬度可通过 AFM、流变仪等加以定量表征，表面吸附带来的微小质量变化(如微量蛋白等的吸附)则可以通过石英晶体微天平(QCM)等精密仪器加以表征和分析。

2. **表面化学信息**

生物医用钛材料表界面的化学信息表征方法大体可分为光谱法、能谱法、质谱法、Zeta 电位测试法等。光谱法一般涵盖傅里叶变换红外光谱(FTIR)、拉曼(Raman)光谱、圆二色谱(CD 色谱)、椭圆偏振光谱(SE)、紫外-可见(UV-Vis)光谱、光波导模式谱(OWLS)、荧光光谱(FS)等。能谱法则包括 X 射线光电子能谱(XPS)、X 射线小角散射(SAXS)、表面等离子共振(SPR)谱等。质谱法包括常规质谱或飞行时间二次离子质谱法(TOF-SIMS)等。

3. **材料/生物分子相互作用**

生物医用钛材料表界面与各类生物分子之间的相互作用可通过高灵敏度的等温滴定量热法(ITC)加以表征和鉴定。细胞在相应改性材料表面的黏附和相互作用则一般通过染色(如细胞骨架染色、焦点黏附蛋白染色、整合素染色、细胞核染色、细胞死活染色)、细胞活力测量[如噻唑蓝(MTT)、细胞计数试剂盒 8(CCK8)]来分析。细菌与材料表面的黏附和相互作用一般可通过染色观察、细菌集群和数量测量、细菌分泌物的表征等方式加以评估。

此外，计算机模拟仿真在材料与蛋白质、细胞的相互作用研究中的应用也越来越广泛。从微观角度有分子动力学(MD)方法和蒙特卡罗(MC)方法，但由于其在高空间分辨率下计算代价过大，通常只能模拟细胞或蛋白质的一部分(如细胞膜蛋白、肽链等)与生物材料表面的相互作用。介观模拟是连接微观分子动力学模拟和宏观经典力学连续介质模拟的重要桥梁，其意义是在保证足够计算精度的前提下尽可能减少计算代价。主流的介观模拟方法包括耗散粒子动力学(DPD)方法和格子玻尔兹曼方法(LBM)，其中耗散粒子动力学方法结合了分子动力学方法和气体格子方法，应用相对更为普遍。

第二节　表界面物理性能的表征技术

一、扫描电镜

扫描电镜（Scanning Electron Microscope，SEM）是一种介于透射电镜和光学显微镜之间的微观形貌观察手段，主要用于样品微区形貌、结构及成分的观察和分析。其具有分辨率高、景深良好等特点，成像富有立体感，可直接观察各种试样凹凸不平表面的细微结构。

1. SEM 表征技术的原理和特点

（1）基本原理。

SEM 利用电子枪发射电子束经聚焦后在试样表面作光栅状扫描，通过检测电子与试样相互作用产生的信号对试样表面的成分、形貌及结构等进行观察和分析。入射电子与试样相互作用将激发出二次电子、背散射电子、吸收电子、俄歇电子、阴极荧光和特征 X 射线等各种信息。SEM 的成像原理如图 3-1 所示，电子束从顶部的电子枪阴极发射出来，在加束电压的作用下，电子束经各级电磁透镜聚焦汇聚成一束极细的电子束，并在扫描线圈的驱动下在样品表面作有序的光栅扫描。高能电子束入射到样品表面时会激发出各种信号（二次电子，背散射电子和 X 射线等），这些信号由相应的探测器检测，经放大后传送到显示屏上来调制显示屏的亮度。

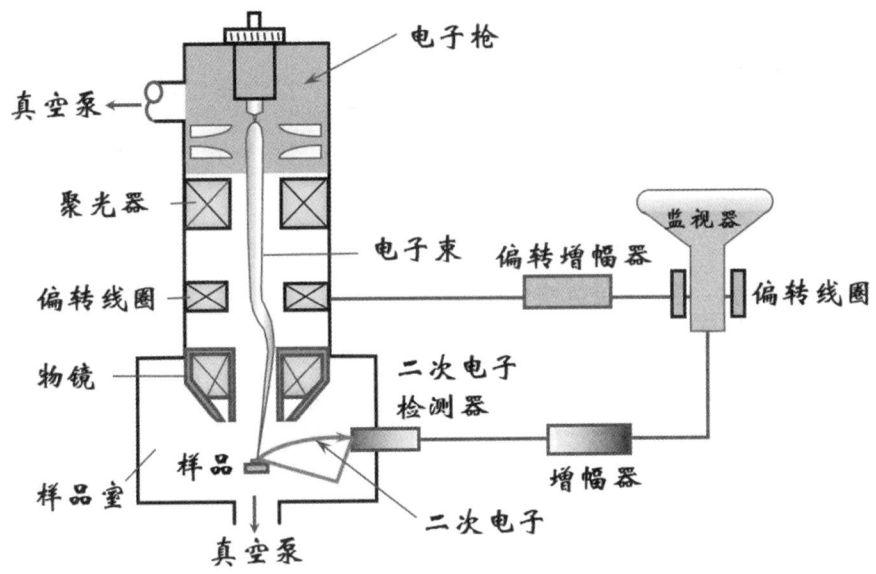

图 3-1　SEM 成像原理

（2）特点。

SEM 对样品微区结构的观察和分析具有简单、易行等特点，是目前应用广泛的一种试样表征方式，它相比于光学显微镜和透射电镜有以下优势。

①景深长，视野大：SEM 的物镜采用小孔视角，长焦距，所以具有大的景深。在同等放大倍数下，SEM 的景深大于透射电镜，远大于光学显微镜。二次电子产生的多少与电子束入射角度及样品表面的起伏有关，所以，SEM 的图像具有很强的立体感，可用于观察样品的三维立体结构。

②样品制备简单：SEM 的样品室较大，可观察大到 200 mm，高为几十毫米的

样品。SEM 的样品制备相比透射电镜要简单得多，样品可以是断口、块体、粉体等。导电的样品只要大小合适即可直接观察，不导电的样品需在样品表面喷镀一层导电膜（通常为金、铂或碳）后进行观察。现代发展起来的低压 SEM 和环境 SEM 可以对不导电样品、生物样品等进行直接观察，扩展了 SEM 的应用范围。

③分辨本领高，倍率连续可调：SEM 具有很高的分辨率，普通 SEM 的分辨率为几纳米，场发射 SEM 的分辨率可达 1 nm，已十分接近透射电镜的水平。光学显微镜只能在低倍率下使用，而透射电镜只能在高倍率下使用，SEM 在几倍到几十万倍的范围内连续可调，弥补了从光学显微镜到透射电镜观察尺度的巨大跨度，实现了对样品从宏观到微观的观察和分析。

④综合分析能力强：SEM 可以对样品进行旋转、倾斜等操作，能对样品的各个部位进行观察。此外，SEM 可以安装不同的检测器[如能谱仪（EDS）、波谱仪（WDS）以及电子背散射衍射（EBSD）等]来接收不同的信号，以便对样品微区的成分和晶体取向等特性进行表征。SEM 中还能配置相应附件，对样品进行加热、冷却、拉伸等操作，并对该动态过程中发生的变化进行实时观察。

2. SEM 的构造

SEM 主要由电子光学系统、信号收集及处理系统、信号显示及记录系统、真空系统、计算机控制系统等几部分组成。

（1）电子光学系统。

电子光学系统由电子枪、电磁透镜、扫描线圈及试样室等部件组成。由电子枪发射的高能电子束经两级电磁透镜聚焦后汇聚成一个几纳米大小的束斑，电子束在扫描线圈的作用下发生偏转并在试样表面和屏幕上做同步扫描，激发出试样表面的多种信号。

（2）信号收集及显示系统。

电子束与样品室中的样品表面相互作用激发的二次电子、背散射电子首先打到二次电子探测器和背散射电子探测器中的闪烁体上，产生光信号，再经光电倍增管将光信号转换为电信号，进一步经前置放大器成为有足够功率的输出信号，而后在阴极射线管（CRT）上成放大像。产生的 X 射线信号由斜插入样品室中的能谱仪（或波谱仪）收集，经锂漂移硅探测器、前置放大器和主放大器，以及脉冲处理器处理，在显示器中展示为 X 射线能谱图（或波谱图），用于元素定性和定量分析。

（3）真空系统。

SEM 需要高真空度。高真空度能减少电子的能量损失，减少电子光路的污染并提高灯丝的寿命。SEM 类型（钨灯丝、六硼化镧、场发射 SEM）不同，所需的真空度也不同，一般为 $10^{-8} \sim 10^{-3}$ Pa。

（4）计算机控制系统。

SEM有一套完整的计算机控制系统，方便测试人员对电镜进行控制和操作。

3. SEM表征技术在生物医用钛材料研究中的应用

对于生物医用钛材料来说，SEM不仅能够提供高分辨率的表面图像，还能帮助研究者了解材料的表面特性如何影响其性能。

（1）表面形貌的观察。

通过SEM可以清晰地观察到生物医用钛材料表面的微观结构，包括晶粒的大小、形状和分布情况。这些信息对于理解材料的机械性能和耐腐蚀性至关重要。此外，SEM可以检测到材料的表面缺陷，如微裂纹、孔洞和夹杂物，这些缺陷可能会成为应力集中的区域，影响材料的整体性能。

（2）对表面改性涂层的分析。

生物医用钛材料经过表面改性或涂层处理之后，SEM能够提供关于涂层厚度、均匀性和附着情况的详细信息，这对评估涂层的性能和耐久性具有重要意义。SEM还可以观察到涂层与基底材料之间的界面，以及涂层内部的微观结构，这对于优化涂层工艺和提高涂层性能非常有价值。

（3）磨损和腐蚀表面的评估。

在磨损和腐蚀测试后，SEM可以清晰地显示出生物医用钛材料表面的损伤情况，如划痕、蚀坑和腐蚀产物的形成。这些信息对于理解材料的磨损和腐蚀机制至关重要。通过对比不同条件下的SEM图像，可以评估不同环境或载荷条件对材料表面的影响，从而为材料的优化提供依据。

（4）生物相容性的评估。

生物医用钛材料经过体外或体内生物学检测后，SEM可以观察材料表面与各级生物分子和细胞的相互作用，如蛋白质在材料表面的吸附，细胞在材料表面的黏附和生长情况（图3-2）。这些信息是评估材料生物相容性的关键依据。SEM还可以用于观察材料表面涂层在体内环境中的稳定性和持久性。

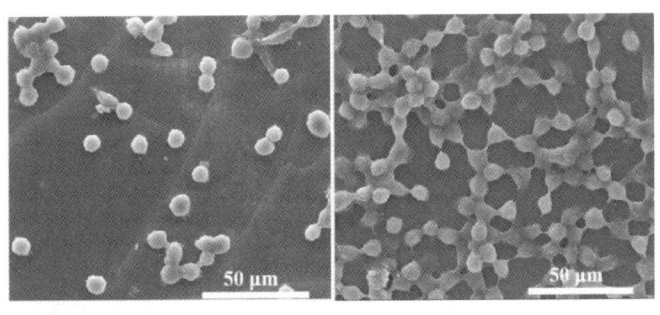

图3-2　L929细胞在明胶膜改性钛表面培养3天后的SEM图像

（5）三维显微结构的重建。

利用 SEM 的聚焦离子束技术，可以对生物医用钛材料的表面进行三维重构，获得更加立体的表面结构信息。这对于复杂形状的材料表面分析尤为重要。通过三维重构，可以更精确地测量表面特征结构的尺寸和体积，为材料的设计和应用提供更多的数据支持。

（6）结合其他分析技术。

SEM 经常与其他表面分析技术如能量色散 X 射线光谱（EDS）和电子背散射衍射（EBSD）联用，以获得关于材料表面化学成分和晶体取向的信息。这些信息对于全面理解生物医用钛材料的表面特性及其对性能的影响至关重要。联用技术可以提供更全面的材料表征，帮助研究者从多个角度理解和优化生物医用钛材料的性能。

二、原子力显微镜

原子力显微镜（Atomic Force Microscope，AFM）是一种可用来研究包括绝缘体在内的固体材料表面结构的分析仪器。它通过检测待测样品表面和一个微型力敏感元件之间的极微弱的原子间相互作用力来研究物质的表面结构及性质。工作时将对微弱力极端敏感的微悬臂一端固定，另一端的微小针尖接近样品，这时它将与其相互作用，作用力将使得微悬臂发生形变或运动状态发生变化。扫描样品时，利用传感器检测这些变化，就可获得作用力分布信息，从而以纳米级分辨率获得表面形貌结构信息及表面粗糙度信息。

1. AFM 表征技术的原理和特点

（1）基本原理。

AFM 的工作原理基于一个尖锐的探针，该探针安装在柔性悬臂的末端。当探针在样品表面上扫描时，它与样品表面的相互作用会导致悬臂偏转，这种偏转通过激光束反射系统精确检测，并转换为电信号，从而生成表面形貌的高度图和其他物理属性图。

（2）特点。

相对于 SEM，AFM 具有许多优点：①不同于电子显微镜只能提供二维图像，AFM 提供真正的三维表面图；②AFM 不需要对样品的任何特殊处理，如镀铜或碳，这种处理对样品会造成不可逆转的伤害；③电子显微镜需要运行在高真空条件下，AFM 在常压下甚至在液体环境下都可以良好工作，这使其可以用来研究生物宏观分子，甚至活的生物组织；④AFM 能观测非导电样品，因此具有更为广泛的适用性。但是，与 SEM 相比，AFM 的缺点在于成像范围太小，检测速度慢，受探头的影响太大。

2. AFM 的构造和工作模式

（1）AFM 的构造。

AFM 主要由探针、压电陶瓷扫描器、反馈控制系统和计算机软件 4 部分组成（图 3-3）。

①探针：末端带有尖锐微小针尖的微悬臂探针。末端尖锐微小针尖的曲率半径一般是纳米级别，样品-针尖间的相互作用力会导致微悬臂的偏移。

②压电陶瓷扫描器：用来精确控制探针或者样品在三维方向上的移动。通常是把三个分别代表 X、Y、Z 方向的压电陶瓷块组成一个扫描管，通过控制 X、Y 方向压电陶瓷块的伸缩来驱动探针在样品表面扫描，通过控制 Z 方向压电陶瓷块的伸缩来控制探针与样品表面之间的距离。

③反馈控制系统：包含二极管激光器、位敏光电检测器、电子控制器等。二极管激光器产生的微小激光束照射在微悬臂的末端并反射到位敏光电检测器上，当微悬臂偏移时，反射光的位置改变而产生偏移量，位敏光电检测器记录下该偏移量并转换为电信号，随后控制器根据该偏移量对压电扫描管进行适当的调整。

④计算机和软件：与控制器进行交流，可以调节操作参数并显示实验结果（样品高度成像、纤维成像、力曲线等）。

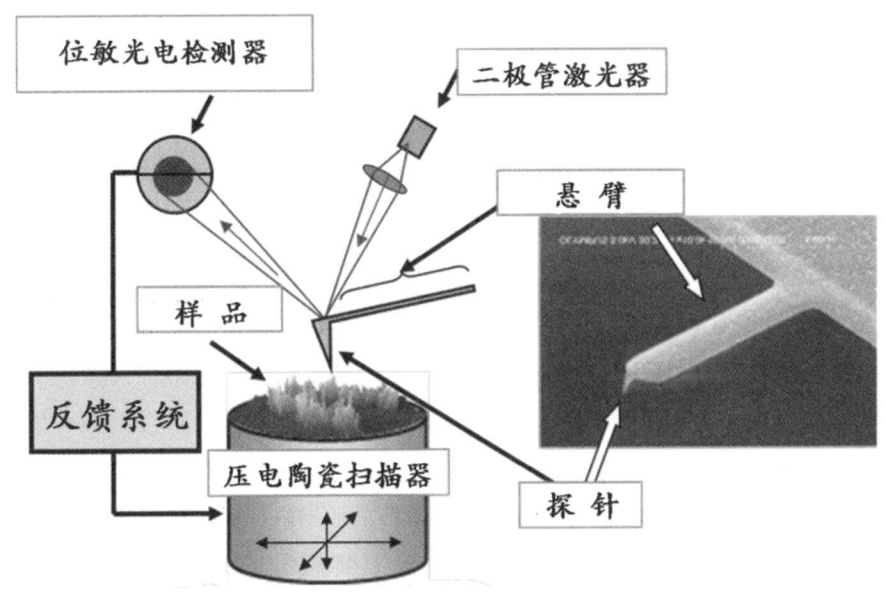

图 3-3　AFM 原理及构造示意图

（2）AFM 的工作模式。

AFM 的工作模式是以针尖与样品之间的作用力的形式来分类的。主要有以下 3 种操作模式：接触模式（contact mode），非接触模式（non-contact mode）和敲击模式（tapping mode）。

①接触模式：从概念上来理解，接触模式是 AFM 最直接的成像模式。AFM 在整个扫描成像过程之中，探针针尖始终与样品表面保持紧密的接触，而相互作用力是排斥力。扫描时，悬臂施加在针尖上的力过大有可能破坏试样的表面结构，因此力的大小范围在 $10^{-10} \sim 10^{-6}$ N。若样品表面柔嫩而不能承受这样的力，便不宜选用接触模式对样品表面进行成像。

②非接触模式：非接触模式探测试样表面时悬臂在距离试样表面上方 5~10 nm 的距离处振荡。这时，样品与针尖之间的相互作用由范德华力控制，通常为 10^{-12} N，样品不会被破坏，而且针尖也不会被污染，特别适合研究柔嫩物体的表面。这种操作模式的不利之处在于要在室温大气环境下实现这种模式十分困难。因为样品表面不可避免地会积聚薄薄的一层水，它会在样品与针尖之间搭起小小的毛细桥，将针尖与表面吸在一起，从而增加尖端对表面的压力。

③敲击模式

敲击模式介于接触模式和非接触模式之间，是一个杂化的概念。悬臂在试样表面上方以其共振频率振荡，针尖仅仅是周期性地短暂地接触/敲击样品表面。这就意味着针尖接触样品时所产生的侧向力被明显地减小了。因此当检测柔嫩的样品时，AFM 的敲击模式是最好的选择。

AFM 开始对样品进行成像扫描，装置随即将有关数据输入系统，如表面粗糙度、平均高度、峰谷之间的最大距离等，用于物体表面分析。同时，AFM 还可以完成力的测量工作，测量悬臂的弯曲程度来确定针尖与样品之间的作用力大小。

3. AFM 表征技术在生物医用钛材料研究中的应用

AFM 在生物医用钛材料研究方面的应用主要涉及材料的表界面性能表征、表面形貌分析以及与细胞相互作用的动态监测。

（1）表面形貌与粗糙度分析。

AFM 可以精确地测量和分析材料表面的微观形貌，包括峰谷结构和颗粒大小等。这对于评估生物医用钛材料表面对细胞行为的可能影响至关重要，因为表面形貌直接影响细胞的附着、增殖和分化。AFM 能以高分辨率映射出材料表面的粗糙度（图 3-4），表面粗糙度会显著影响蛋白质吸附和细胞响应。研究表明，表面粗糙度的增加通常能促进成骨细胞的粘附和生长，从而有助于改善钛植入体的骨整合能力。

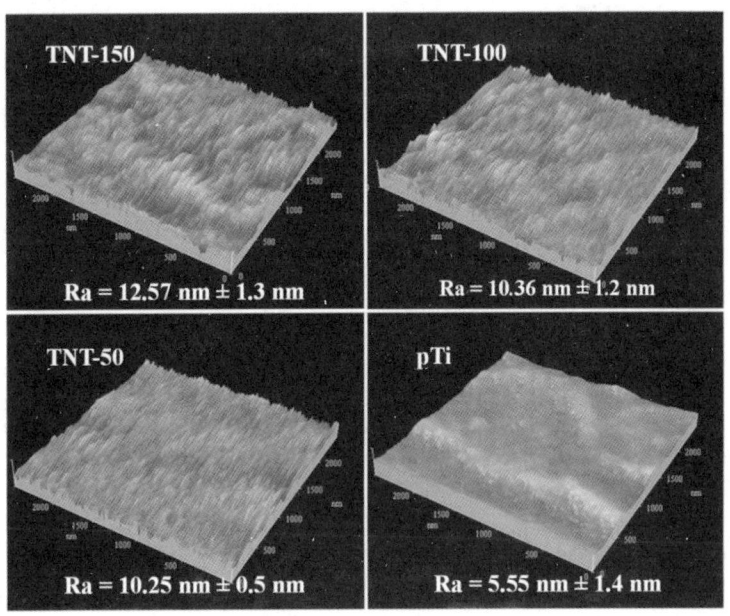

图 3-4　不同管径二氧化钛纳米管及纯钛在 AFM 下的粗糙度及形貌表征

（2）力学性能评估。

通过 AFM 配备的纳米压痕技术，可以在纳米尺度上测量材料的硬度和弹性模量。这对于优化钛植入体的机械性能，使其更好地匹配人体组织的特性具有重要意义。AFM 还可以用于评估材料表面的力学异质性，这为理解和改进生物医用钛材料的表面处理工艺提供了有价值的信息。

（3）生物相容性评价。

AFM 可用于实时观察细胞与生物医用钛表面的相互作用，包括细胞形态的变化、伪足的伸展等。这些信息对于理解材料表面特性如何影响细胞行为至关重要。利用 AFM 的力谱功能，可以量化细胞受体与材料表面修饰的配体之间的相互作用力，这对于优化钛植入体的表面化学修饰以增强其生物活性具有指导意义。

（4）表面改性评价。

AFM 能够直观展示不同表面改性技术（如涂层、酸蚀或等离子喷涂）对生物医用钛材料表面形貌的影响。通过比较改性前后的 AFM 图像，可以直观评估各种处理方法的效果，为进一步的材料优化提供依据。对于经功能性涂层改性的生物医用钛材料，AFM 不仅可以分析涂层的均匀性和附着强度，还可以通过纳米划痕测试评估涂层的耐磨性，这对于提高钛植入体的长期稳定性和功能性具有重要意义。

三、透射电子显微镜

透射电子显微镜（Transmission Electron Microscope，TEM）是利用高能电子束充当照明光源而进行放大成像的大型显微分析设备，简称透射电镜。TEM 是把经加速和聚集的电子束投射到非常薄的样品上，电子与样品中的原子碰撞而改变方向，从而产生立体角散射。散射角的大小与样品的密度、厚度相关，因此可以形成明暗不同的影像，影像将在放大、聚焦后在成像器件（如荧光屏、胶片、感光耦合组件）上显示出来。

1. TEM 表征技术的原理和特点

（1）基本原理。

TEM 是采用波长更短的电子束作照明源，将电磁透镜作为成像透镜的一类高分辨分析仪器。灯丝经加热后发射电子束，该电子束经栅极汇聚和阳极加速后作为透射电镜的照明源，再经过聚光镜的进一步汇聚照射在样品上，透过样品的电子束就带有样品的结构信息，经过物镜、第一中间镜、第二中间镜、投影镜的多级放大最后在荧光屏上呈现出样品超微结构的图像来。透射电镜放大倍数是各级成像透镜放大倍数的乘积，可达上百万倍，具有分辨原子尺度的能力，目前最先进的透射电镜分辨率已达 0.05 nm。由于电子束的穿透力很弱，因此用于 TEM 的标本须制成厚度<100 nm 的超薄切片才能在电镜下观察，对于生物医学样品需要专门的超薄切片机来完成样品制备。

（2）特点。

TEM 的一个显著优势是可将真实空间成像与电子衍射（ED）和光谱表征技术无缝集成，以原子级的空间分辨率提供有关试样结构、成分、化学性质和电子特性的全面信息。TEM 具有以下特点：①高分辨率，普通 TEM 的分辨率达到几个纳米级别，而高分辨透射电子显微镜（HRTEM）能够实现原子级别的分辨率；②多功能性，除了常规成像外，TEM 还可以配备能量散射 X 射线谱(EDS)等附件，用于成分分析；③样品制备要求高，TEM 的标本须制成厚度<100 nm 的超薄切片才能在电镜下观察；④明场与暗场成像，通过调整成像模式可以选择性地观察样品的不同结构特征；⑤相位和质厚衬度成像，HRTEM 能够利用相位衬度像揭示晶体内部的精细结构。

2. TEM 的构造及成像模式

（1）TEM 的构造。

TEM 主要构造包括包括电子光学系统、样品舱、成像及记录系统、辅助系统四部分。

①电子光学系统：电子枪是 TEM 的电子源，通常由阴极、栅极和阳极组成。阴极发射电子，栅极帮助聚焦电子束，而阳极则加速电子束，使其达到高能量状态。聚光镜系统包括几个电磁透镜，负责将电子束聚焦成细而平行的光束，以照射样本。这些透镜确保电子束具有适当的直径和强度，以便在样本上形成清晰的图像。物镜是第一个接触透过样本的电子束的透镜，负责初步放大样本的透射电子图像。物镜的性能直接影响最终图像的质量和分辨率。

②样品舱：样品舱包括样品和样品室。样品杆是一个精确的机械装置，用于装载和定位样品。它允许操作者轻松地插入或移除样品，并在观察过程中调整样品的位置。样品室位于物镜下方，内部保持高真空状态，以避免电子束与空气分子发生相互作用，从而影响成像效果。

③成像及记录系统：中间镜和投影镜进一步放大从物镜出来的电子图像。通过调节这些透镜的焦距，用户可以调整总放大倍数，从而观察到不同细节层次的图像。最终的电子图像被投射到荧光屏上，然后通过带电荷耦合器件（CCD）的相机转换为数字信号，便于存储和分析。这允许用户直接观察图像或进行后续的图像处理。

④辅助系统：为保证电子束在行进过程中不受气体分子散射的影响，整个电子光学系统的路径需维持高真空状态。这由一系列真空泵和阀门控制系统实现。高能电子束产生的高温需要通过冷却系统来控制，以保证设备的正常运行和稳定性。

（2）TEM 的成像模式。

为了满足对高分辨率、准确和精确的结构和成分可视化的日益增长的需求，TEM 发展出了多种成像模式，大致可分为两类：TEM 和扫描透射电子显微镜（STEM）。

TEM 模式使用平行电子束照射试样，透射电子在物镜的后焦平面和像平面分别形成 ED 图案和图像，可使用相机有选择性地记录这些图案和图像（图 3-5a）。在低倍下获得的 TEM 图像可用于揭示晶体形态和晶粒分布，而在高倍下则可获得显示组成原子排列的原子分辨率图像。

在 STEM 模式下，汇聚的电子束（通常称为电子探针）与试样相互作用，形成图像并产生用于光谱分析的二次信号（图 3-5b）。电子探针在试样上的扫描由扫描线圈控制。STEM 图像是通过各种具有特殊几何形状的探测器形成的，这些探测器对每个探针位置的散射电子产生的信号进行整合。STEM 图像通常根据所收集电子的散射角分为几种类型：明场（BF）、环形明场（ABF）、环形暗场(ADF)和高角度 ADF(HAADF)图像。

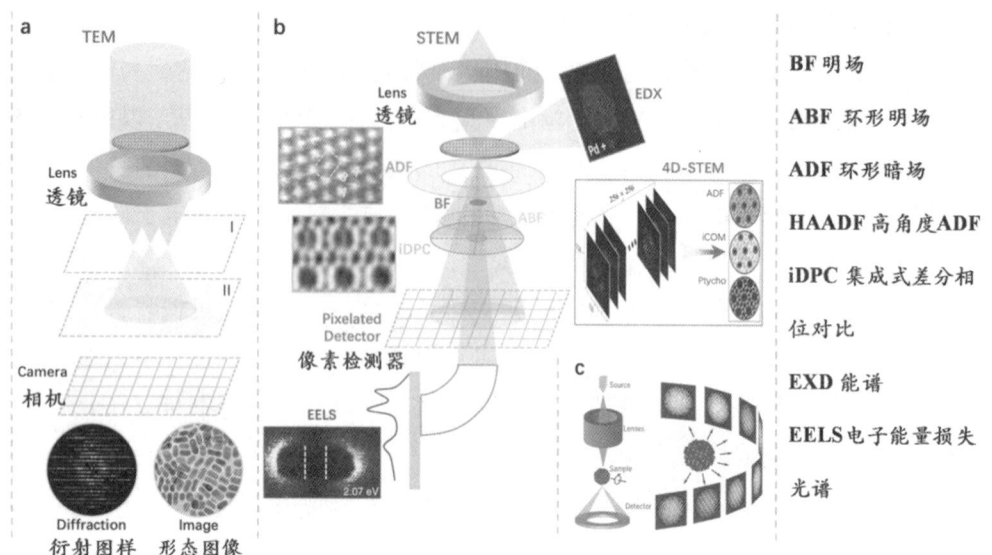

图 3-5 透射电镜成像模式

a. 在 TEM 模式下，倒易空间衍射可深入了解晶体结构，而真实空间成像可显示形态；b. 在 STEM 模式下，利用各种成像模式研究晶体结构[如 BF、ABF、(HA)ADF、iDPC 和 4D-STEM]、成分[如（EDX）和电子能量损失能谱（EELS）]和电子结构（如 EELS）。
（资料来源：参考文献[58]）

3. TEM 表征技术在生物医用钛材料研究中的应用

TEM 可以观察和分析材料的结构、化学和生物学特性，其在生物医用钛材料研究中的应用主要集中在以下几个方面。

（1）观察材料的微观结构。

TEM 可以用来观察和分析生物医用钛材料中的纳米级颗粒、析出相等纳米结构。这些纳米结构的存在可能会影响材料的生物相容性和生物活性。通过 HRTEM，可以观察到生物医用钛材料中晶格的排列和缺陷，如位错、层错等。这些信息对于理解材料的力学性能及其与生物环境的相互作用至关重要。

（2）研究材料的表面改性。

TEM 可以用于观察和分析经过表面改性处理的生物医用钛材料，如涂层的厚度、均匀性以及涂层与基底材料之间的界面结合情况。这对于评估不同表面改性技术的效果和优化钛植入体的设计与功能性具有重要意义。TEM 也可用于对表面进行更深层次的结构分析。

（3）评估材料的生物相容性。

TEM 可以详细观察细胞与生物医用钛材料表面相互作用过程，包括细胞黏附、伪足的形成以及细胞内吞作用等，这有助于理解材料表面特性如何影响细胞行为和生物相容性。TEM 还可以用于研究蛋白质和其他生物分子在生物医用钛材料表面的吸附情况，这对于评估植入物的生物活性和长期稳定性十分重要。

（4）分析材料的化学成分。

通过配合能量散射 X 射线谱附件，TEM 不仅可以进行形貌观察，还可以进行成分分析，确定材料中元素的分布和相对含量。

四、X 射线衍射

X 射线衍射（X-Ray Diffractometer，XRD）是一种非破坏性分析技术，用于测定材料的晶体结构。此检测方法利用衍射原理，精确测定物质的晶体结构、织构及应力，精确地进行物相分析、定性分析、定量分析。

1. XRD 表征技术的原理和特点

（1）基本原理。

当 X 射线束照射到样品上时，会发生衍射现象，通过检测这些衍射的 X 射线，可以获得关于样品晶体结构的信息。射线的波长和晶体内部原子面之间的间距相近，晶体可以作为 X 射线的空间衍射光栅，即一束 X 射线照射到物体上时，受到物体中原子的散射，每个原子都产生散射波，这些波互相干涉，结果就产生衍射。衍射波叠加的结果使射线的强度在某些方向上加强，在其他方向上减弱。分析衍射结果，便可获得晶体结构。

（2）特点。

XRD 具有以下特点。①无损检测：XRD 测试不会破坏样品，适合于珍贵或敏感材料的分析。②高分辨率：能够提供高精度的测量结果，有助于获得详细的晶体结构信息。③快速分析：与传统方法相比，XRD 能更快地完成分析工作。④信息丰富：XRD 除了晶体相鉴定外，还可以进行晶粒尺寸、微观应力和晶体取向度等多种分析。⑤动态测量能力：XRD 可以用于观察材料在温度、压力或其他外界条件变化下的实时结构变化。⑥定量及定性分析：通过衍射花样强度的比较，可进行化合物的定量分析；通过衍射角位置的测定，可以进行化合物的定性分析。⑦多功能性：一些 XRD 仪器可与其他技术联用，如热分析和显微镜技术，以获取更全面的材料性能信息。

2. XRD 检测仪器的构造

X 射线衍射仪的形式多种多样，用途各异，但其基本构成相似，主要包括四个核心部分：X 射线发生器、测角仪、射线探测器和衍射图的处理分析系统（图 3-6）。

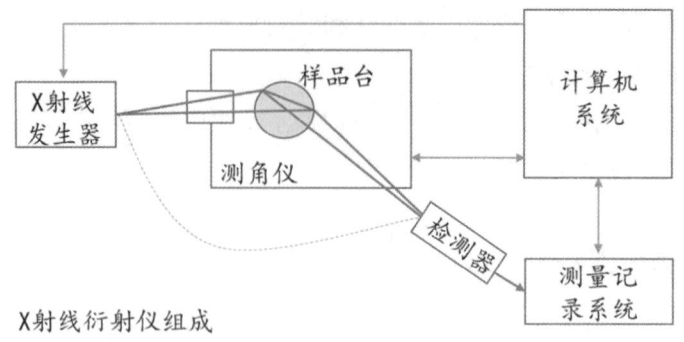

图 3-6　X 射线衍射仪构造示意图

（1）X 射线发生器。

高稳定度的 X 射线源可以提供测量所需的 X 射线，通过改变 X 射线管阳极靶材质可改变 X 射线的波长，通过调节阳极电压可控制 X 射线源的强度。

（2）测角仪。

测角仪用于精确调整样品的位置和取向，以便于 X 射线能够以不同的角度入射到样品上。

（3）射线探测器。

射线探测器可以检测衍射强度或同时检测衍射方向，通过仪器测量记录系统或计算机处理系统可以得到多晶衍射图谱数据。

（4）衍射图的处理分析系统。

X 射线衍射仪都附带安装有自动化和智能化的专用衍射图处理分析软件的计算机系统。

3. XRD 表征技术在生物医用钛材料研究中的应用

XRD 技术在生物医用钛材料研究中的应用主要集中在材料的晶体结构分析、相鉴定，以及微观结构表征等方面。

（1）晶体结构分析。

通过 XRD 分析可以获得生物医用钛材料的晶格参数和晶体结构信息。例如，不同的晶体相（α、β、α+β）的生物医用钛材料具有不同的力学特性，这直接影响钛植入体的生物功能性。XRD 还能够检测到材料中的微小变化，如由于冷热循环或机械应力引起的相变。这些信息有助于评估材料在实际使用环境中的稳定性和耐久性。

（2）相鉴定和量化。

XRD 可以鉴定材料不同组分和相的比例，这为开发或改进生物医用钛材料提供了重要的信息。利用 XRD 可以研究不同制备工艺对生物医用钛材料微观结构的影响，从而优化生产过程以获得更好的材料性能。

(3) 微观应力分析。

通过分析 XRD 数据中的峰宽和位移,可以评估生物医用钛材料内部的微观应力状态。这对于提高钛植入体的可靠性和使用寿命具有重要意义,因为内部应力可能会影响材料的疲劳强度和裂纹扩展行为。

(4) 表面改性效果评估。

XRD 可以用来评估经过表面改性的钛植入体改性层的晶体结构和相纯度,有助于更好地研究钛植入体的长期稳定性和生物相容性。图 3-7 中为热处理前(TNT)后(TNT-H)TiO$_2$ 纳米管改性钛表面的 XRD 图。未热处理时,图谱中主要是 31.3°和 40.8° 的 Ti 峰,此时 TiO$_2$ 纳米管层以无定型存在。经 450℃热处理后,出现了锐钛矿(Anatase)的峰,且 Ti 峰减弱,说明此时二氧化钛纳米管层由无定形转变成稳定的锐钛矿晶型,锐钛矿型的二氧化钛纳米管有较好的生物相容性。

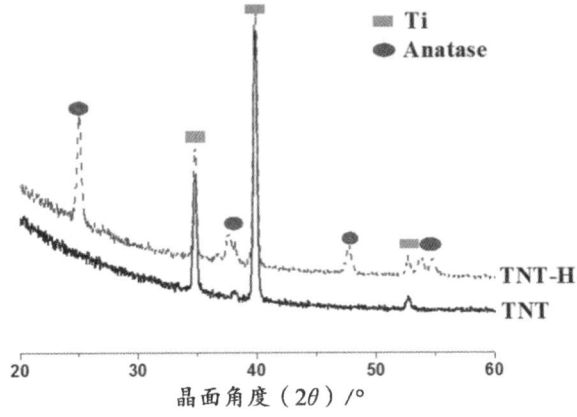

图 3-7 热处理前后二氧化钛纳米管的 XRD 图

(5) 多孔材料表征。

XRD 可以用于分析多孔生物医用钛材料的结构特征,如孔径分布和骨架密度,用于分析钛植入体的力学性能和骨整合过程。

五、接触角

接触角(Contact Angle,CA)是指气、液、固三相交界处的气–液界面和固–液界面切线之间的夹角,符号记为 θ,单位为°。通过接触角 θ 可以量化液体对固体表面的润湿性。

接触角测试是一种用于研究液体与固体表面之间相互作用力的实验技术,通过测量液体在固体表面上的接触角,可以得到液滴在固体表面上的润湿性、表面张力、表面粗糙度等信息,进而了解固体表面润湿性、处理工艺、洁净度等参数。

1. 接触角测试技术的原理和特点

（1）基本原理。

接触角测试基于杨氏方程，这是一个描述液滴在固体表面上的平衡状态的基本方程，涉及到液气界面张力、固气界面张力以及液固界面张力。接触角的测量原理基于表面张力和界面张力的平衡，其大小受到表面张力和固体表面的性质影响。如果液体分子与固体表面分子之间的相互作用较强，液体将更容易展开在固体表面上，接触角就会变小，润湿性更强，表示材料表面越亲水；反之，如果相互作用较弱，接触角就会变大，润湿性较差，则材料表面越疏水。图 3-8 为接触角示意图。

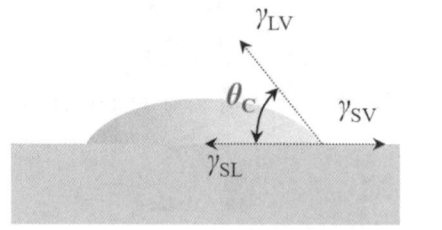

γ_{SV}：固-气界面张力
γ_{SL}：固-液界面张力
γ_{LV}：液-气界面张力
θ_C：接触角

图 3-8　接触角示意图

（2）特点。

接触角测试具有以下特点。①高精度测量：采用先进的成像技术和计算机辅助分析，能够实现高精度的接触角测量。②广泛的应用领域：接触角测试广泛应用于材料科学、表面处理、涂料工业、印刷技术等领域，用于评估材料的表面处理效果、涂层的均匀性和附着力等。③动态监测能力：可以用于动态监测液体在固体表面上的扩散行为，提供关于表面活性和表面污染程度的信息。④灵活性高：支持多种测试方式，适用于不同类型的样品和测试需求。

2. 接触角测试仪的构造

接触角测试仪是一种用于准确测定液体对固体表面润湿性能的科学仪器，其核心功能是测量液体与固体表面接触时形成的接触角。该设备主要由以下几个关键部件构成。

（1）成像系统。

接触角测试仪的成像系统通常包括一个高分辨率的标准 CCD 摄像机和一个连续变倍显微镜镜头。这种配置确保了液滴图像的高清晰度和高放大倍数，从而允许精确观测液滴在固体表面上的行为。

（2）照明系统。

接触角测试仪通常配备有可调亮度的单色冷光 LED 背光光源，这有助于清晰地分辨液滴边缘，从而进行更准确的接触角测量。

（3）数据分析系统。

现代接触角测试仪配备了强大的图像处理和数据分析软件，能够自动计算接触角并提供详细的表面性能分析。这些软件通常具备多种计算接触角的方法，如高宽法、杨-拉普拉斯法、椭圆法等，并能实时显示和记录数据，支持数据的存储与导出。

（4）测试平台。

测试仪配有内置或外置旋转台，能够测试动态接触角，如前进角和后退角。样品台的尺寸和设计也适应不同大小和形状的样品，具有极大的灵活性。

3. 接触角的测量方法

目前最广泛的接触角测量方法是外形图像处理法，即将液滴滴于固体样品表面，通过显微镜或相机获得液滴的外形图像，然后运用特定数学模型（如液滴可视为球、椭球或圆锥的一部分），通过特定的参数（如宽、高）拟合计算出接触角。

（1）座滴法（the static sessile drop method），利用探测液滴测量待测表面液滴形状而计算出接触角的方法。将液滴滴在固体表面上，通过观察液滴与固体表面的接触情况来测量接触角。可以使用显微镜或高分辨率相机来测量接触角（图3-9）。

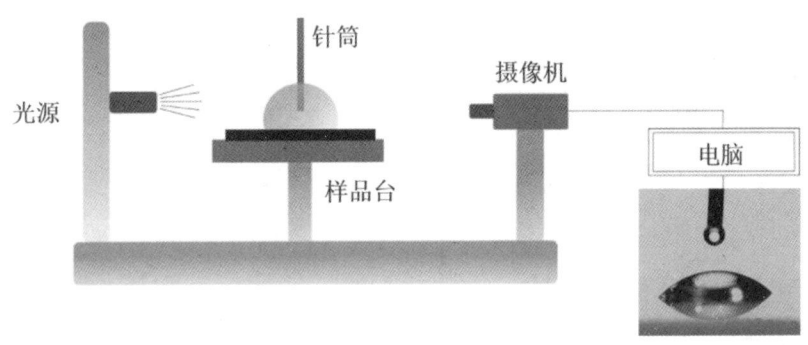

图3-9　接触角测量原理（座滴法）示意图

（2）动态静滴法（the dynamic sessile drop method），动态静滴类似于静态静滴，但需要对液滴进行修改。常见的动态静滴研究类型确定最大接触角，而不通过动态增加体积来增加其固体–液体界面积。这个最大角度称为前进角。通过移除体积来产生可能的最小角度，即后退角。前进角和后退角之间的差异是接触角滞后现象。

（3）悬滴法（the pendant drop method），在一块固体表面上悬挂液滴，通过改变固体表面的倾斜角度或者液滴的体积，观察液滴的形态变化，从而计算接触角。

（4）停泡法（captive drop method），将固体放在液体上面，液体与固体间没有空隙，用特制毛细管自下而上喷出气泡，停在固体下表面，采集并分析浸入液体中气泡在固体下表面的角度，也称气泡俘获法或贴泡法。

（5）力测量法（dynamic wilhelmy method），采用表面张力仪中的称重传感器和专业分析软件，测量固体与液体间的界面张力，再通过换算得出接触角值。

4. 接触角测试技术在生物医用钛材料研究中的应用

接触角测试作为衡量材料表面润湿性的一种重要方法，对于理解和改进生物医用钛材料的表面性质具有重要的研究价值。

（1）评估材料表面的润湿性。

通过接触角测试，可以评估不同表面处理技术对生物医用钛材料润湿性的改善效果，进而优化其生物相容性。图 3-10（a）为 TiO$_2$ 纳米管（TNTs）和纯钛（pTi）测量表面接触角时的液滴铺展图，测试时液滴几乎瞬间铺展在 TNTs 表面，得到的接触角很小。液滴在 pTi 上未完全铺展，表现出一定的角度。图 3-10b 为依据 a 图通过软件测算得到的接触角数据，TNTs 和 pTi 对纯水的接触角分别为 16.37° 和 59.13°。图 3-10c 为依据接触角数据所计算出的表面能结果，TNTs 表面能高于 pTi。可以得出，TNTs 具有优越的亲水性，接触角很小，表面能大，表明 TiO$_2$ 纳米管改性后提高了钛材料的表面润湿性。

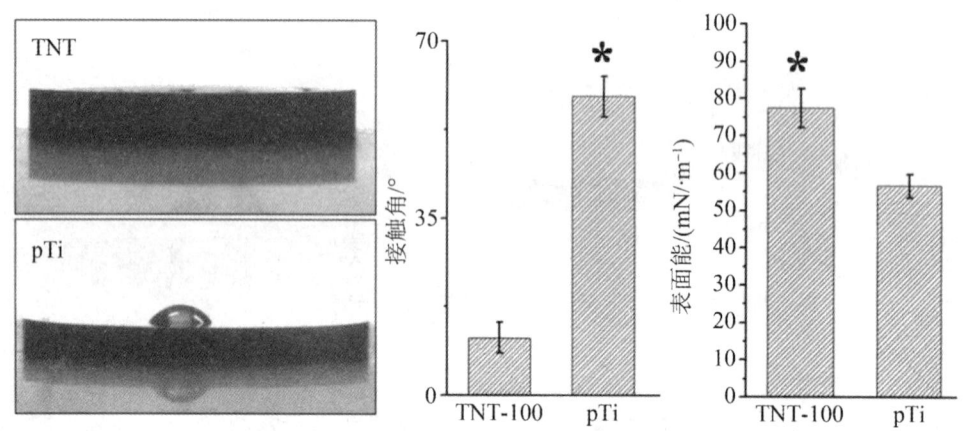

图 3-10 TNT 和 pTi 的接触角测试

a.液滴铺层图；b.接触角；c.表面能。* $p < 0.05$。

（2）优化植入物的设计。

通过接触角测试，可以定量分析生物医用钛材料经过各种物理或化学改性后的表面能变化，这对于选择合适的改性方法以提高植入物的骨整合能力至关重要。

（3）抗菌涂层的开发。

接触角测试可以帮助研究者理解不同抗菌涂层如何影响材料表面的润湿性，进而影响细菌的附着和生长。

第三节 表界面化学特征的表征技术

一、X射线光电子能谱

X射线光电子能谱（X-ray Photoelectron Spectroscopy，XPS）技术作为一种高灵敏度、超微量的表面分析技术，对所有元素具有相同数量级的灵敏度，能够观测化学位移，能够对固体样品的元素成分进行定性、定量或半定量及价态分析，被广泛地应用于元素分析、多相研究、化合物结构分析、元素价态分析。

1. XPS表征技术的原理和特点

（1）基本原理。

XPS是利用X射线照射样品，使得样品的原子或分子的内层电子或者价电子受到激发而成为光电子，通过测量光电子的信号来表征样品表面的化学组成、元素的结合能及价态。XPS方法的理论基础是光电效应。用一束具有一定能量的X射线照射固体样品，入射光子与样品相互作用，光子被吸收而将其能量转移给原子的某一壳层上被束缚的电子，此时电子把所得能量的一部分用来克服结合能，余下的能量作为它的动能而发射出来，成为光电子，这个过程就是光电效应（图3-11）。

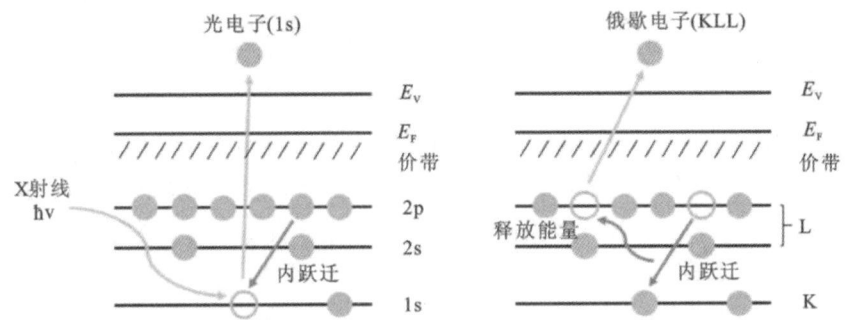

图3-11 光电效应

（资料来源：参考文献[59]）

X光电子能谱法作为表面分析方法，提供的是样品表面的元素含量与形态信息，而不是样品整体的成分信息。XPS表面采样深度（$d = 3\lambda$）与材料性质、光电子的能量有关，也同样品表面和分析器的角度有关。通常，金属样品取样深度为0.5~2 nm，氧化物样品为1.5~4 nm，有机物和高分子样品为4~10 nm。它提供的仅是表面上的元素含量，与体相成分会有很大的差别，因而常会出现XPS和XRD或者红外光谱（IR）分析结果的差异，后两者给出的是体相成分的分析结果。

（2）特点。

XPS具有以下特点。①高灵敏度：XPS对所有元素的探测灵敏度基本相同，能够有效探测除氢、氦以外的所有元素。②非破坏性：XPS是一种非破坏性的分析方法，适用于对珍贵或敏感样品的分析。③深度剖析：由于XPS主要检测样品表面1~10 nm厚的薄层，因此非常适合进行表面改性和深度剖析研究。④多参数分析：XPS可以同时提供关于元素种类、化学状态、含量以及分布等多方面的信息，是一种多功能的材料表面分析工具。⑤化学位移测试：XPS能够测试化学位移，从而确定表面元素的化学状态，这对于理解材料的化学反应和表面处理非常重要。⑥定量分析能力：通过谱峰面积与元素含量之间的关联，XPS可以进行准确的定量分析，评估样品中各元素的比例。

2. XPS检测仪器的构造

XPS检测仪器的构造主要包括进样室、超高真空系统、X射线激发源、离子源、电子能量分析器、检测器系统、荷电中和系统及计算机数据采集和处理系统等组成部分。

（1）进样室。

进样室是XPS仪器的入口部分，允许样品在不破坏整个系统真空状态的情况下被送入分析室。这对于保持系统的超高真空状态至关重要，以避免样品表面受到污染或其他干扰。

（2）超高真空系统。

超高真空系统是XPS仪器的核心部分，其目的是提供一个没有空气和其他污染物的环境，确保样品表面不被外界环境影响，从而获得准确的测量结果。这个系统通常由不锈钢制造，并使用金属作电磁屏蔽，以保护仪器不受外部电磁干扰。

（3）X射线激发源。

X射线激发源负责产生X射线，这是激发样品原子内部的电子所必需的。这些X射线照射到样品上，导致电子被激发出来，随后被探测器检测到。

（4）离子源。

离子源用于清洁样品表面，去除可能存在的外部污染物或氧化层。它发射带能粒子，帮助"清洗"样品表面，确保测试结果的准确性。

（5）电子能量分析器。

电子能量分析器的功能是测量从样品表面逸出的光电子的动能。根据电子的动能，可以确定原始电子的结合能，进而分析元素的化学状态。

（6）检测器系统。

检测器系统负责收集并计数逸出样品的光电子。这些数据随后被用来计算和分析样品表面的化学组成和结构。

（7）荷电中和系统。

在 XPS 分析过程中，样品表面可能会积累电荷，影响电子动能的测量。荷电中和系统通过中和这些电荷来防止这种情况的发生，确保实验数据的准确性。

（8）计算机数据采集和处理系统。

现代 XPS 仪器配备了先进的计算机系统，用于控制仪器、采集和处理数据，包括数据的存储、分析、展示，以及最终报告的生成。

3. XPS 表征技术在生物医用钛材料研究中的应用

生物医用钛材料的表面性质对其应用的性能有着决定性的影响，利用 XPS 技术可以对材料进行从基础的表面化学分析到复杂的界面相互作用研究，是理解和优化其生物医学性能的关键步骤。

（1）表面化学组成分析。

XPS 能够探测到材料表面数纳米厚的化学信息，这使得它成为分析生物医用钛材料表面化学组成的理想工具。通过测定不同元素的结合能及其化学位移，XPS 可以精确地识别出材料表面存在的所有元素及其化学状态。

（2）氧化层质量评估。

生物医用钛材料表面的自然氧化层对其整体的生物相容性和耐腐蚀性起着重要作用。XPS 不仅能够鉴定氧化层的存在，还能提供关于氧化层厚度和均匀性的信息。通过监测钛 2p 峰的变化，研究者可以评估氧化层的质量和稳定性。

（3）表面污染物检测。

在生物医用钛材料的制备和使用过程中，表面可能被碳氢化合物、硅油或其他污染物污染，这些污染物可能会影响材料的性能。XPS 的高灵敏度使其能够检测和鉴定这些低含量的表面污染物，确保材料在临床应用前达到必要的清洁标准。

（4）表面改性效果研究。

为了提高生物医用钛材料的骨整合能力和抗菌性能，表面改性技术如涂层、酸蚀或等离子体处理等常被应用于钛材料。XPS 能够有效地评估这些改性处理的效果，比如通过分析表面官能团的变化来评价等离子体处理的效果，或是通过监测涂层中特定元素的信号来确认涂层的均匀性和附着强度。

（5）蛋白质吸附研究。

蛋白质在生物医用钛材料表面的吸附行为直接影响细胞的黏附和增殖，进而影响钛植入体的生物相容性和功能性。XPS 可以用来研究材料表面与蛋白质之间的相互作用，通过分析材料表面氮元素和硫元素的信号变化，研究者可以了解蛋白质在材料表面的吸附情况。

（6）长期稳定性测试。

对于长期植入体内的生物医用钛材料，其化学和物理性质的长期稳定性是至关重要的。XPS可用于定期检测长时间植入后的材料表面，以监测任何可能的化学变化或降解，确保材料的持续性能和安全性。

（7）界面相互作用机制揭示。

XPS的应用不仅限于材料的表面分析，还能帮助揭示材料与其生物环境的界面相互作用机制。例如，通过分析经过细胞培养的材料表面，可以获取有关细胞外基质蛋白表达和矿化过程的信息，这对于理解植入物与宿主组织的整合过程非常重要。

（8）生物活性涂层分析。

针对那些涂有生物活性分子或多层结构的钛植入体，XPS提供了一种无损的方式来分析涂层的成分和结构，从而确保涂层的生物功能得以保留，且能在生理条件下稳定存在。

二、傅里叶变换红外光谱

傅里叶变换红外光谱（Fourier Transform infrared spectroscopy，FTIR）技术是现代分析科学中不可或缺的一种技术，其广泛应用于材料科学、化学、生物学和环境科学等领域。这种技术是利用傅里叶变换的数学处理方法，结合计算机技术与红外光谱技术，通过测量样品的干涉图并对其进行变换，从而获得样品的红外吸收光谱。

1. FTIR表征技术的原理和特点

（1）基本原理。

当样品受到频率连续变化的红外光照射时，分子基团会吸收特定频率的辐射。这些分子的振动或转动运动会引发偶极矩的变化，从而导致分子从基态到激发态的能级跃迁，形成特定的吸收光谱。通过分析这些特征峰的频率和强度，可以对样品进行定性和定量分析。特征吸收频率对应于特定的分子基团，而特征峰的强度则与该基团的浓度相关联，从而实现定量分析。

（2）特点。

FTIR具有以下特点。①灵敏度高：FTIR技术具有非常高的灵敏度和特异性，能够检测到极低浓度下的化学物质，并且能够区分非常接近的化学成分。②操作简便：FTIR仪器操作简便，样品准备过程简单，且对样品的破坏性小，这使得其在实验室中的应用变得非常广泛。③状态多样：FTIR不仅适用于固态样品的分析，同样也适用于液态和气态样品，这大大扩展了其应用范围。④领域广泛：从材料科学中的高分子化合物分析，到环境科学中的污染物监测，再到生物医学中的物质结构鉴定，FTIR 都展现出了其独特的分析能力。⑤联用技术：将 FTIR 与其他技术如热分析（TGA）或色谱（GC）联用，可以进一步拓展其功能，实现更复杂的分析和更高的精度。

2. FTIR 仪器的构造

FTIR 仪器是一种高度先进的分析仪器，广泛应用于科学研究和工业领域。其构造复杂而精密，主要包括红外光源、分束器、干涉仪、样品室、探测器以及计算机数据处理系统等关键部分。

（1）红外光源。

FTIR 仪器的光源是用于产生红外光的关键组件。根据所需测量的光谱范围不同，FTIR 仪器配备了多种光源。常见的光源包括钨丝灯或碘钨灯用于近红外区域，硅碳棒用于中红外区域，以及高压汞灯和氧化钍灯用于远红外区域。这些光源能够提供宽波段的辐射，以满足不同应用的需求。

（2）分束器。

分束器负责将入射光分为两束并重新合并。这种光学组件通常涂有特殊涂层，以实现对特定波长范围的最佳反射和透射效果。分束器的性能直接影响到干涉信号的质量，进而影响最终光谱的准确性和分辨率。

（3）干涉仪。

干涉仪由固定镜和可移动镜组成，是 FTIR 仪器的关键部分之一。通过可移动镜的精确移动，干涉仪产生具有不同光程差的两束光，这些光束在重新组合时会产生干涉现象。干涉图包含了样品的全部频率和强度信息，是后续数据处理的基础。

（4）样品室。

样品室设计用于放置待测样品，并允许干涉光通过样品。样品室可以适配不同形态的样品，如固体、液体或气体。样品室内的光学设计确保了尽可能多的干涉光被样品吸收，从而获得高质量的光谱数据。

（5）探测器。

探测器的功能是捕捉经过样品后的干涉光，并将其转换为电信号。常用的探测器材料包括硫酸三甘肽（DTGS）和碲镉汞（MCT）。这些探测器具有快速响应和高灵敏度的特点，能够有效地从噪声中分辨出有用的信号。

（6）计算机数据处理系统。

现代 FTIR 仪器配备有高性能的计算机系统，用于控制仪器的操作、数据的采集、处理和分析。通过应用傅里叶变换算法，计算机能迅速将探测器捕获的原始干涉图转换成易于解读的红外吸收光谱。此外，计算机还负责控制其他仪器参数，如可移动镜的移动速度和光阑的调节，以优化实验条件和结果。

3. FTIR 表征技术在生物医用钛材料研究中的应用

FTIR 表征技术在生物医用钛材料研究中的应用主要集中在表面改性分析、涂层和表面处理的效果评估以及生物相容性的测试等方面。

（1）表面改性分析。

FTIR 能够有效地评估表面改性处理后的生物医用钛材料的表面变化，比如通过分析表面官能团的变化来评价表面改性的效果，或是通过监测涂层中特定元素的信号来确认涂层的均匀性和附着强度。

（2）涂层效果评估。

针对生物活性分子或多层结构改性的钛植入体，FTIR 提供了一种无损的方式来分析涂层的成分和结构。

（3）蛋白质吸附情况测试。

FTIR 可以用来研究生物医用钛材料表面与蛋白质之间的相互作用，通过分析氮元素和硫元素的信号变化，分析蛋白质在材料表面的吸附情况，这对于评估材料的生物相容性至关重要。

（4）长期稳定性测试。

对于长期植入体内的生物医用钛材料，其化学和物理性质的长期稳定性是至关重要的。FTIR 可用于定期检测长时间植入后的材料表面，以监测任何可能的化学变化或降解，确保材料的长期稳定和安全。

（5）揭示界面相互作用机制。

FTIR 的应用不仅限于材料的表面分析，还能帮助揭示材料与其生物环境的界面相互作用机制。例如，通过分析经过细胞培养的材料表面，可以获取有关细胞外基质蛋白表达和矿化过程的信息，这对于理解植入物与宿主组织的整合过程非常重要。

（5）固化率测试。

在材料科学中，FTIR 用于监测材料的固化率，这对于控制材料的性能至关重要。通过观察特定官能团的断裂和重组，可以准确测定材料的固化程度。

在实际研究改性表面化学成分变化时，FTIR 和 XPS 都是常用的表征手段，XPS 主要分析材料表面的元素组成及化学状态，而 FTIR 用于分析材料的化学键和分子结构。图 3-12 为两种复合膜（GO/Gel 和 CS/Gel）改性钛的 XPS 和 FTIR 图谱。XPS 分析显示，GO/Gel/Ti 和 CS/Gel/Ti 的化学成分存在明显差异。在 GO/Gel/Ti 和 CS/Gel/Ti 的表面出现了 N1s 峰，Ti2p 区域消失了。为了更好地了解改性钛表面的化学成分，对 C1s 峰进行了拟合，GO/Gel/Ti 有三个 C1s 峰，GO 的引入使其转移到了更高的结合能域，出现了由 C-O-C 和 C=O 组成的两个主峰，而 CS/Gel/Ti 只有一个 C1s 主峰，可能是位于 284.8 eV 的 C-C。FTIR 图谱中 GO/Gel/Ti 组在 3 300 cm^{-1} 处、1 700 cm^{-1} 处的 C=O 的伸缩振动峰等特征吸收证明了氧化石墨烯中存在羧基、羟基和环氧基等含氧基团，各振动峰之间的相对强度与 GO 红外图谱对比无明显变化，说明 GO 加入到明胶体系中并未发生化学变化，而是以物理分散的方式存在于复合膜中，且二者有良好的相容性。CS/Gel/Ti 在 3 300 cm^{-1} 处的吸收峰为-OH 和-NH$_2$ 的吸收峰，在 1 600 cm^{-1}、1 400 cm^{-1} 及 1 100 cm^{-1} 处也均有吸收，分别为-NH$_2$ 中 N-H、C-H 及 C-O-C 的弯曲振动峰。CS 与 Gel 共混后，CS 中质子化的-NH$_2$ 与 Gel 中的-COO-发生了反应，同时壳聚糖分子与明胶分子中的-NH$_2$ 均与京尼平发生交联反应形成聚合物网络，因此，复合膜中 -OH 和 N-H 的伸缩振动峰出现红移现象。

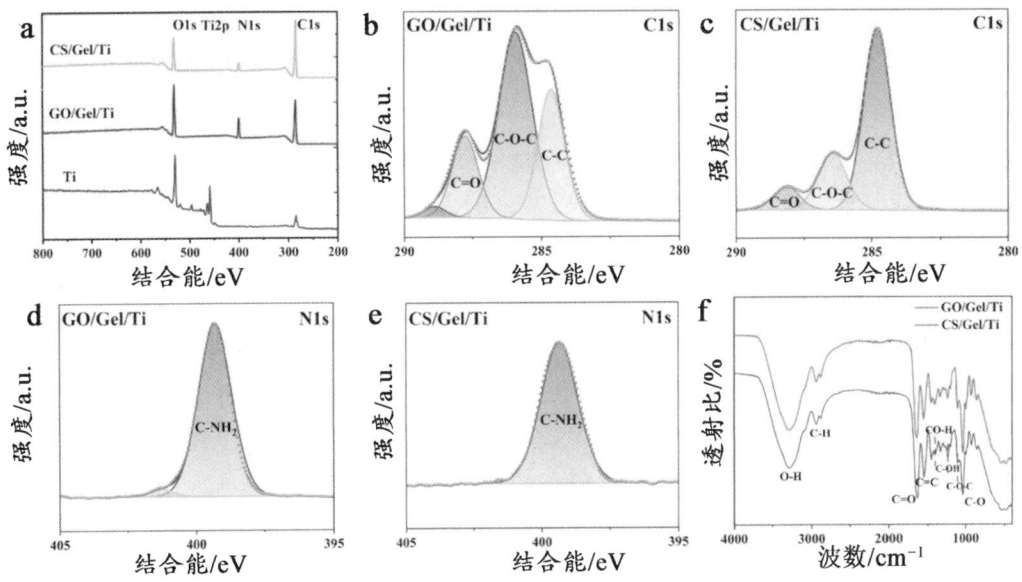

图 3-12　复合膜改性钛表面的 XPS 和 FTIR 图谱

a. XPS 全谱；b~c. GO/Gel/Ti 和 CS/Gel/Ti 表面的 C1s 高分辨图谱；d~e. GO/Gel/Ti 和 CS/Gel/Ti 表面的 N1s 高分辨图谱；f. 样品的 FTIR 光谱图。

三、能谱分析

能谱分析（Energy Dispersive Spectroscopy，EDS）表征技术是一种能量色散 X 射线谱分析方法，用于确定样品中存在的元素及其相对含量。其通常与 SEM 配合使用，通过检测样品受激后发射的 X 射线能谱来分析其元素成分，广泛应用于材料科学、地质学、生物学和工程学等多个领域，以实现对材料成分的快速、非破坏性分析。

1. EDS 表征技术的原理和特点

（1）基本原理。

EDS 主要利用高能电子束照射样品，使样品中的原子激发并发射特征 X 射线。

每种元素的原子在电子跃迁时释放的 X 射线能量是特定的,因此通过测量这些 X 射线的能量和强度,可以识别出样品中的元素种类及其浓度。

(2)特点。

EDS 具有以下特点。

①快速非破坏性分析:EDS 是一种非破坏性的检测方法,可以在不损伤样品的前提下完成测试。

②高灵敏度和分辨率:因采用先进的硅漂移探测器(SDD),现代的 EDS 系统具有很高的探测灵敏度和能量分辨率。这使它能够探测从低原子序数元素到高原子序数元素的广泛范围,并且能准确区分相近能量的 X 射线,从而精确地确定样品中的元素类型及其化学状态。

③元素识别与定量能力:EDS 不仅可以定性分析样品中存在的元素,还能进行定量分析,即测定各种元素在样品中的相对含量。通过比较 X 射线的强度与标准样品的 X 射线强度,可以准确地计算出各元素的含量,这对于材料科学和地质研究等领域是很重要的。

④微观区域分析:结合 SEM,EDS 能够在非常细小的区域内(通常是微米级别)进行元素分析。这种微区分析能力使得 EDS 成为研究材料微观结构和化学成分空间分布的有力工具。例如,在材料科学中,EDS 可以帮助研究人员了解合金中各组分的分布情况,或者在生物医学研究中,分析细胞内部的元素分布。

⑤多功能性和灵活性:EDS 系统通常设计得非常灵活,可以与多种类型的显微镜和光谱仪联用,扩展其功能和应用范围。

⑥应用广泛性:由于其独特的分析能力和灵活性,EDS 被广泛应用于材料科学、环境科学、生物学、地质学以及工业生产等诸多领域。

2. EDS 检测仪器的构造

EDS 检测仪器构造复杂且精密,主要由 X 射线探测器、多道脉冲分析器、信号处理系统和计算机控制系统等关键部件组成。

(1)X 射线探测器。

EDS 仪器的核心部件是 X 射线探测器,常见的类型是 SDD 和锂漂移硅探测器。这些探测器负责接收样品发射的 X 射线并将其转换为电信号。SDD 因其分辨率高和响应快速而广泛应用于现代 EDS 系统中。

(2)多道脉冲分析器。

此组件用于接收从探测器来的电信号,并根据不同能量的 X 射线光子产生的电子-空穴对数量进行分类处理。通过这种方式,它可以同时分析多种能量不同的 X 射线,极大提高了测量效率和精度。

（3）信号处理系统。

信号处理系统包括前置放大器和主放大器，它们负责将探测器输出的微弱电流脉冲放大并转换成易于分析和记录的形式。这一步骤对于提高信号的信噪比至关重要，从而确保最终数据的准确性和可靠性。

（4）计算机控制系统。

现代 EDS 系统配备有高性能计算机，不仅控制仪器的操作流程，还负责数据采集、存储和分析处理。专用的软件能够自动识别 X 射线能谱中的特征峰，并与标准数据库进行比较，以实现快速准确的元素鉴定和定量分析。

（5）电子光学系统。

在与 SEM 联用的情况下，EDS 系统还包括一套电子光学系统，用于生成和聚焦高能电子束至样品表面。这些电子束激发样品中的原子，使其发射出特征 X 射线，这是进行元素分析的基础。

（6）样品舱。

EDS 通常集成在 SEM 等显微镜设备中，样品舱的设计允许样品在高真空环境下被电子束照射，从而避免空气分子造成的干扰和样品表面的污染。

（7）冷却系统。

由于探测器和其他电子设备在运行过程中会产生大量热量，有效的冷却系统是必需的。这通常通过液氮或电热制冷来实现，以保证仪器的稳定运行和延长使用寿命。

（8）用户界面。

用户界面友好的软件不仅简化了操作过程，还提供了强大的数据处理和分析工具，使研究人员能够轻松获得详细的元素分析结果和报告。

3. EDS 表征技术在生物医用钛材料研究中的应用

EDS 表征技术在生物医用钛材料研究中的具体应用主要包括表面改性分析、涂层和表面处理的效果评估，以及生物相容性的测试等方面。EDS 在实际应用中主要表征材料表面所含元素种类及其浓度（图 3-13）。

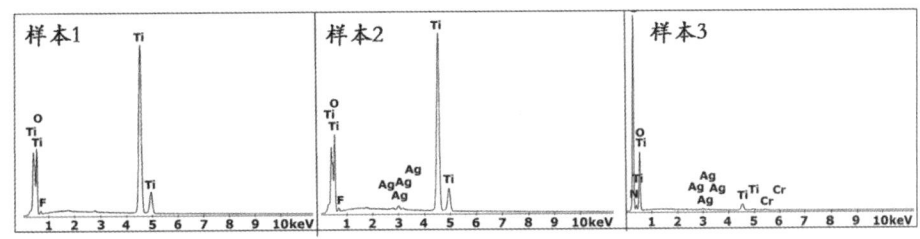

图 3-13 不同样本表面的 EDS 分析结果

（资料来源：Pawłowski Ł, Wawrzyniak J, Banach-Kopeć A, et al. Antibacterial properties of laser-encapsulated titanium oxide nanotubes decorated with nanosilver and covered with chitosan/Eudragit polymers. Biomaterials Advances，2022；138:212950.）

第四节　表界面与生物分子相互作用的表征技术

一、蛋白质与材料表界面的相互作用表征

当生物医用钛植入体被引入人体，蛋白质溶液（如血液、组织液）最先与材料表面接触。溶液中的蛋白质会极其迅速地附着于材料的表界面上，这个过程在短短几秒至几分钟内便能达到饱和状态，形成一层致密的蛋白质吸附层。因此，宿主细胞并非直接与植入材料的表面接触，而是通过这层蛋白质吸附层与之产生相互作用。接着，细胞膜的特异性受体会与吸附层中的蛋白质的生物活性位点发生精确的结合，启动一系列复杂的细胞信号转导过程。在这个过程中，外部信号通过细胞膜传递到细胞内部，刺激细胞产生相应的应答反应，最终决定细胞在材料表面的行为模式。

显然，吸附于材料表面的蛋白质的种类、数量、层厚、构象，以及形貌等因素，都将在很大程度上影响细胞对材料表面的反应。因此，对生物医用钛材料表面蛋白质吸附行为和机制的研究，不仅有助于我们更深入地理解材料与细胞之间的相互作用，还对生物医用钛材料的设计和优化具有至关重要的指导意义。

蛋白质与生物材料表界面的相互作用表征是一个多维度、多层次的研究过程，涉及从分子结构到功能表现的多个方面。以下介绍几种常用的生物材料表界面蛋白行为的表征方法。

1. 生化分析法

生化分析法包括染色法、酶联免疫吸附试验（ELISA）、蛋白印迹法（Western Blot）、质谱分析法，以及高效液相色谱法（HPLC）等。这些方法被广泛应用于生物材料表面蛋白质吸附的研究中，以评估蛋白质与材料表面的相互作用。

染色法，如二喹啉甲酸（BCA）法，是利用蛋白质与染料结合形成复合物，定量测定微量蛋白质浓度的一种方法。在碱性条件下，二价铜离子被蛋白质还原成一价铜离子，一价铜离子和 BCA 分子螯合形成水溶性复合物，该复合物在 562 nm 处显示强烈的吸光性，吸光度和蛋白质浓度在较大范围内具有良好的线性关系。这种方法简单、快速且灵敏，已成为最常用的蛋白质浓度定量检测手段之一。

ELISA 是一种免疫学方法，通过特异性抗体来检测和量化特定蛋白质的存在。这种方法具有高度的特异性和敏感性，能够从复杂的生物样品中准确检测特定的蛋白质，适用于研究蛋白质在材料表面的吸附情况。

此外，Western Blot 可以检测特定蛋白质的表达，并通过电泳迁移率的变化观察蛋白质的修饰状态。这种方法适用于研究蛋白质在材料表面吸附后的结构和功能变化。质谱分析法用于鉴定和量化蛋白质，提供蛋白质的分子量、序列信息，以及

可能的翻译后修饰信息。这种方法适用于深入研究蛋白质在材料表面吸附的机制和动态过程。HPLC 用于分离和分析蛋白质混合物，可以精确地测定蛋白质的大小、形状和电荷等物理特性。这种方法适用于研究蛋白质在材料表面的吸附动力学和热力学特性。

2. 表面等离子共振

表面等离子共振（surface plasmon resonance，SPR）技术是激发表面等离子体波，用以研究生物分子间的相互作用，特别是蛋白质在材料表面的吸附行为的技术。SPR 技术能够实时监测并量化生物分子相互作用的亲和力和动力学参数，其无标记的特性使得这一方法特别适用于蛋白质吸附研究。

SPR 的工作原理基于光学传感器，当光线以特定角度射入带有金属薄膜的传感器芯片时，会激发出表面等离子体波。这种波对金属膜附近的折射率变化非常敏感。当蛋白质或其他生物分子被引入系统并与固定在金属表面的配体发生特异性相互作用时，会引起局部折射率的变化，从而改变表面等离子体波的激发条件。这一变化通过检测器捕捉，转换为可测量的信号，从而实现对生物分子相互作用的实时监测。

SPR 已被广泛应用于生物医学研究的多个领域，如药物筛选、疾病标志物检测、蛋白质工程等。利用 SPR 检测蛋白质在材料表面的吸附量和吸附强度，有利于表征材料的蛋白质吸附性能。Chang 等人[4]利用聚环氧乙烷-聚氧化丙烯-聚环氧乙烷三嵌段聚合物对甲基为末端的自组装单分子层材料表面进行涂层处理，通过改变聚环氧乙烷/聚氧化丙烯的质量比和共聚物的相对分子质量获得了一系列不同性能的表面，SPR 表征结果显示，当共聚物相对分子质量为 15 000，聚环氧乙烷与聚氧化丙烯的质量比为 4∶1 时，对应的材料表面具有最强的抗蛋白质吸附能力。

3. 耗散型石英晶体微天平

耗散型石英晶体微天平（dissipative quartz crystal microbalance，QCM-D）技术基于石英晶体的压电效应，能够实时在线提供关于石英晶体表面吸附层的质量、厚度和黏弹性的信息，从而揭示表面分子间的相互作用关系。这种技术因其对黏弹性的独特解析能力，在生物医用高分子材料等领域迅速发展，已成为评价生物医用材料表界面相互作用、力学性质和生物相容性的重要工具。

QCM-D 利用石英晶体的压电效应，通过测量石英晶体振荡频率和耗散因子的变化来监测材料表面的微小质量变化。其构造如图 3-14a 所示。当蛋白质或其他分子吸附到传感器表面时，会引起振荡频率的改变，这一变化与吸附物质的质量、厚度以及黏弹性有关。通过记录这些变化，QCM-D 可以实时监测蛋白质在材料表面的吸附过程。例如，采用 QCM-D 检测来定量分析多肽（TBPS）与钛基底的亲和能力，图 3-14b 为测得的各组 TBPS 的吸附量随时间的变化曲线图。从图中可以看到，通入 TBPS 后，TBP2 的吸附量明显高于 TBP3；待两组的吸附量均达到稳定后，通入 HEPEs 缓冲液以检测吸附层的结合稳定性，发现 TBP2 吸附曲线显示有一定量的下降随后就保持稳定，而 TBP3 的吸附曲线一直呈下降趋势，说明 TBP2 的吸附稳定性也优于 TBP3。

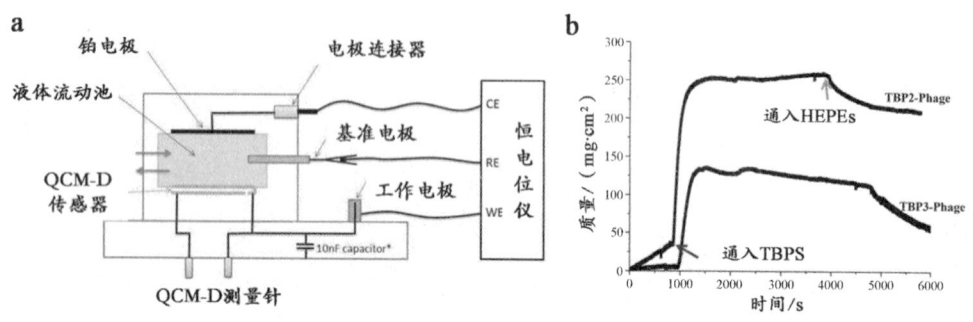

图 3-14　QCM-D 示意图及应用

a.QCM-D 装置结构图；b.QCM 表征的多肽在钛表面的吸附量随时间的变化曲线。

4. 椭圆偏振光法

椭圆偏振光法（ellipsometry，ELM）利用光的偏振特性来研究材料的表面和薄膜特性。当偏振光入射到材料表面时，光的偏振状态会因为与材料的相互作用而发生改变，这种改变可以通过椭圆偏振光谱法精确测量，从而获得关于材料表面特性的信息。在生物材料研究中，ELM 被广泛用于表征蛋白质吸附、细胞粘附以及生物膜的形成等过程。例如，通过 ELM 可以研究不同终端官能团改性的表面如何影响蛋白质的吸附行为。

5. 光干涉反射法

光干涉反射法（reflectometry interference spectroscopy，RIFS）利用光的干涉原理来研究材料的表面和薄膜特性。当偏振光入射到材料表面时，光的偏振状态会因为与材料的相互作用而发生改变，这种改变可以通过 RIFS 精确测量，从而获得关于材料表面特性的信息。RIFS 具有非标记、实时监测的能力，使其非常适合研究蛋白质在材料表面的吸附动力学。由于其灵敏度高，RIFS 能够检测到亚纳米级别的表面变化，这对于理解蛋白质在材料表面的吸附机制至关重要。RIFS 是测量蛋白质吸附层厚度的有力手段。吕晓迎等利用 RIFS 技术研究了牛血清白蛋白、人血纤维蛋白和免疫球蛋白(IgG)在 HA 和聚氨酯两种材料表面的吸附行为，动态检测了蛋白质在上述两种材料表面的吸附层厚度。

6. 圆二色谱法

圆二色谱法（circular dichroism，CD）利用光学活性分子对左旋和右旋偏振光吸收的不同来获取关于分子结构的信息。这种技术特别适用于研究蛋白质等生物大分子的二级结构和三级结构变化。当偏振光通过具有光学活性的介质时，由于介质对左旋和右旋偏振光的吸收不同，导致偏振光的状态发生变化，这种现象称为圆二色性。对于蛋白质而言，其肽链中的肽键是主要的光学活性基团，可以通过 CD 谱来监测其 α-螺旋、β-折叠、β-转角以及随机卷曲等不同二级结构的相对含量。

在生物材料研究中，CD 被广泛用于监测蛋白质在不同材料表面的吸附行为及其对蛋白质结构的影响。例如，通过 CD 可以研究材料表面的化学改性如何影响特定蛋白质的二级和三级结构，从而影响其生物学功能。在 Tanaka 等人关于聚丙烯酸-2-甲氧基乙酯材料表面血液相容性的研究中，他们通过 CD 法研究了血浆蛋白在材料表面吸附后的构象变化。结果显示，当血浆蛋白吸附在聚丙烯酸-2-甲氧基乙酯材料表面时，其 α-螺旋结构的构象变化极小。相比之下，吸附在对照组材料（聚甲基丙烯酸-2-羟乙酯）表面的血浆蛋白则发生了显著的构象变化。这一发现为聚丙烯酸-2-甲氧基乙酯材料优良血液相容性提供了有力的解释：吸附于其表面的蛋白质几乎不经历构象变化，从而能够较好地保持其生物活性。

7. 计算机模拟仿真

计算机模拟仿真技术能够从分子水平上揭示和预测蛋白质与材料表面相互作用的机制，帮助研究者从原子、分子水平理解蛋白质吸附的具体过程，进而从结构与功能角度进行材料改性设计。分子动力学（MD）模拟是最常用的手段之一。通过建立蛋白质与材料表面的计算模型，并采用适当的力场参数，可以模拟蛋白质与材料的相互作用方式（图 3-15）。

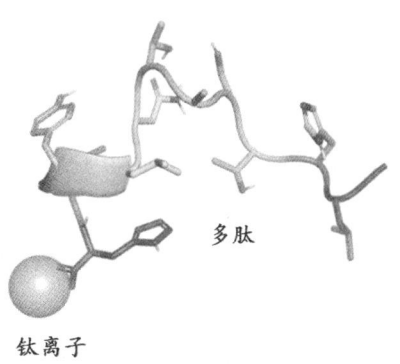

图 3-15　分子动力学模拟的钛离子与多肽的结合方式

MD 模拟通过数值求解牛顿运动方程来模拟系统内粒子的运动轨迹，从而研究物质的物理性质和化学反应过程。其原理是经典力学定律，尤其是牛顿第二定律。通过计算系统中每个粒子所受的力，可以得到它们的加速度，进而更新它们的速度和位置信息。这个过程重复进行，可以追踪粒子随时间变化的运动轨迹。有研究者通过分子动力学模拟探讨了不同化学改性的钛表面对蛋白质吸附行为的影响。研究人员构建了不同的钛表面基团模型,并模拟了蛋白质在其上的吸附过程。结果表明,钛表面的化学性质对蛋白质的吸附有显著影响,特定的表面终端基团可以增强或减弱蛋白质与表面的相互作用。类似地,有研究者利用分子动力学模拟研究了钛表面粗糙度对蛋白质吸附的影响。通过模拟蛋白质在不同粗糙度钛表面上的吸附行为,研究者发现表面粗糙度的增加会改变蛋白质的取向和构象,从而影响其生物学功能。

二、细菌与材料表界面的相互作用表征

生物医用钛材料在临床应用中面临着术后感染的风险,因此,对于钛植入体的设计不仅要有良好的机械性能和生物相容性,还要能有效抵抗细菌黏附和生物膜形成。通过抗菌检测可以评估和优化材料的抗菌性能,从而提高植入手术的成功率,保障患者的健康安全。生物学检测方法在评估生物材料的抗菌性能中扮演着关键角色。这些方法通过模拟材料与细菌之间的相互作用,直接测量细菌的生长和存活能力,从而判断材料的抗菌效果。

1. 菌落平板计数法

将细菌接种到含有生物医用钛材料的环境中,经过一定时间的培养后,将细菌稀释到合适的倍数进行平板涂布并对长出的菌落进行计数,通过计算细菌存活率或者致死率来表征材料的抗菌效果(图 3-16 a)。这种方法简单直观,能够提供抗菌效果的直接证据。

2. 细菌活死染色

对细菌进行活死染色也是一种常用的表征抗菌效果的方法。细菌接种于生物医用钛材料表面培养一段时间后,使用特定的荧光染料标记细菌,目前最常用 SYTO-9 和碘化丙啶(PI)对细菌进行活死染色。SYTO-9 是一种能够透过细胞膜的绿色荧光核酸染料,可用于活的和死的真核细胞的 RNA 和 DNA 染色。PI 是一种可对 DNA 染色的细胞核染色剂,在嵌入双链 DNA 后释放红色荧光。PI 不能穿透完整细胞膜,但能够穿透凋亡晚期细胞和死细胞的破损细胞膜,并使细胞核红染。通过荧光显微镜观察,可以评估细菌在材料表面的生存状态和数量。这种方法具有较高的灵敏度和特异性,适用于研究材料表面性质如何影响细菌的黏附和生长。细菌活死状态判断方法见表 3-1。

表 3-1　细菌活死染色状态的判断方法

细菌状态	SYTO-9（绿）	PI（红）	染色效果
活且无凋亡和细胞膜损伤	+	−	绿色
活但出现凋亡和细胞膜损伤	+	+	黄绿色（红绿重叠）
死（凋亡和细胞膜损伤）	−	+	红色

3. SEM 观察

具有抑菌性能的生物医用钛材料与细菌共培养后，可能会引起细菌形态的变化，如褶皱凹陷或者破损。因此通过 SEM 观察细菌形态也是表征材料抗菌效果的手段之一。图 3-16b 中，在银纳米颗粒（AgMN）改性的钛表面，大肠杆菌的细胞壁、细胞膜被破坏，菌体干瘪无立体感，金黄色葡萄球菌的细胞壁上则出现更多的褶皱和凹槽，这些观察结果为 AgMN 的杀菌作用提供了证据。

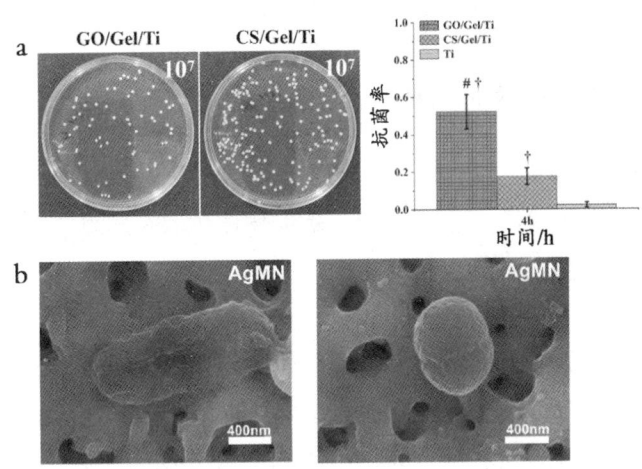

图 3-16　细菌与改性钛材料的相互作用表征

a.金黄色葡萄球菌在两种复合膜（GO/Gel 和 CS/Gel）改性钛表面培养一段时间后的菌落平板计数；b. 大肠杆菌和金黄色葡萄球菌在银纳米颗粒（AgMN）改性钛表面培养一段时间后的 SEM 图。

4. 清除生物膜

近年来，随着对某些环境中常见细菌所致的一些慢性和顽固性疾病了解的深入，生物膜（生物被膜）被发现是导致这些细菌性疾病难以根治的主要原因。以生物膜形式存在的细菌对抗生素等杀菌剂、恶劣环境及宿主免疫防御机制有很强的抗性，因此评价生物医钛材料对生物膜的抑制效果也是评价其抑菌性能的标准之一。通过结晶紫染色观察生物膜剩余面积或者测其吸光度（OD）值可以表征材料对生物膜的抑制效果。另外也可以用过荧光共聚焦成像来表征材料对生物膜的抑制效果。

5. MTT 实验

3-(4,5-二甲基-2-噻唑基)-2,5-二苯基四氮唑溴盐（MTT）试验是一种常用于评估细胞活性的比色法，也可以用于评价细菌细胞的代谢活性。其原理是活细胞能将黄色的 MTT 还原成紫色的甲臜，其浓度可以通过分光光度计测定。较低的吸光度值表示较少的细菌存活，从而反映出较强的抗菌效果。

6. 实时 PCR 技术

实时聚合酶链式反应（PCR）技术可以用于监测细菌在接触抗菌生物医用钛材料后特定基因的表达变化。例如，可以监测毒力因子或抗药性基因的表达，以了解抗菌生物医用钛材料是否影响了细菌的致病性和药物敏感性。通过这种方法可深入了解抗菌作用机制。

此外，宏基因组学技术开始用于分析微生物群落的基因组信息，可以了解抗菌生物医用钛材料如何在分子水平上影响细菌群落的结构与功能。例如，利用组学研究铜离子改性的钛植入体的抗感染机制及其对口腔微生物群的影响。

三、细胞与材料表界面的相互作用表征

1. 细胞增殖活性检测

细胞增殖是生物体的重要生命特征，是生物体生长、发育、繁殖和遗传的基础。细胞在生物医用钛材料表面的生长速率或增殖情况，是评价生物医用钛材料与细胞相互作用的首要指标，对于细胞生长和分化研究至关重要。

细胞增殖活力检测的方法按照原理通常可以分为 5 类，包括膜损伤检测、代谢活性检测、ATP 水平测定、DNA 合成检测和细胞荧光标记检测。在生物医用钛材料研究中，代谢活性检测和细胞荧光标记检测是最常用的检测手段。

（1）细胞荧光标记检测。

利用对细胞无毒性作用的荧光标记物对细胞特定结构（细胞膜、细胞质等）进行标记，标记的细胞仍保留增殖活力，通过对增殖细胞群体荧光强度的测定反映出细胞的增殖情况。这种方法除了用于细胞增殖外，还是研究细胞迁移和细胞-细胞间相互作用的理想工具。常用活细胞荧光标记物有钙黄绿素乙酰氧基甲酯（Calcein AM）、羧基荧光素二醋酸盐琥珀酰亚胺酯（CFSE）等。

①Calcein AM 是一种可渗透细胞膜的荧光染料，能够在细胞内被酯酶转化为绿色荧光的形式，从而标记活细胞。这种染料常用于细胞增殖和迁移实验中，以区分和计数活细胞（f 图 3-17a）。一方面，CalceinAM 通常与和 PI 联合使用进行细胞活死染色，从而评估细胞的增殖活性。CalceinAM 可透过活细胞膜，通过活细胞内的酯酶作用由几乎无荧光的 CalceinAM 脱去 AM 基团生成具有强烈荧光信号的绿色

荧光物质，因此活细胞可被检测到绿色荧光。另一方面，PI 不能透过活细胞的细胞膜，但当细胞膜受损时 PI 可进入到死细胞内并与核酸结合，产生明亮的红色荧光，因此死细胞会被检测到红色荧光。

②CFDA SE 是一种常用的活细胞荧光标记物。CFDA SE 穿透细胞膜进入活细胞后，可被胞质内的酯酶催化生成 CFSE(强烈的绿色荧光)，CFSE 不能穿透细胞膜，能完好地保留在细胞内。经 CFDA 标记的非分裂细胞的荧光非常稳定，并且分裂后的子代细胞的荧光分配均一，故其常用于活细胞标记示踪。

（2）代谢活性检测。

通过在细胞中添加四氮唑盐，可以进行线粒体内脱氢酶代谢活性的测定，活细胞能将四氮唑盐(如 MTT、XTT、WST-1、WST-8)还原为有色的甲瓒，再通过分光光度计或酶标仪可以进行定量检测。

①CCK-8 法：是目前最常用的细胞增殖和毒性检测方法之一。它基于 WST-8 的水溶性四唑盐，在活细胞线粒体中的脱氢酶作用下被还原为橙黄色的甲瓒产物，其吸光度与活细胞数量成正比，检测结果如图 3-17b。CCK-8 法操作简便，灵敏度高，试剂稳定性好，细胞毒性低，适用于高通量筛选。

②MTT 法：此方法最早使用的生物材料表面细胞增殖活性的评价方法。活细胞能够将 MTT 还原生成不溶于水的紫色甲瓒晶体。此方法广泛用于评估细胞存活和增殖能力，但需要通过二甲亚砜(DMSO)溶解，细胞毒性高，检测灵敏性不如 CCK8。

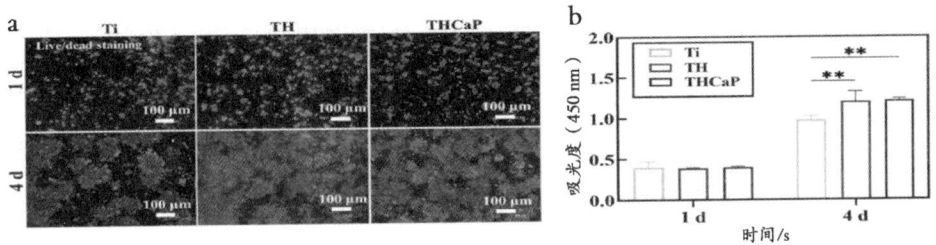

图 3-17 改性钛材料表面的细胞增殖活性检测

a.Calcein AM 染色标记材料表面活细胞；b.CCK-8 法检测不同时间点材料表面细胞的增殖活性
（资料来源：参考文献[61]）

（3）DNA 合成检测。

细胞的增殖生长伴随着 DNA 的合成，因此 DNA 的合可以被用来检测细胞增殖、活力及凋亡。直接检测细胞中 DNA 的合成，即核苷渗入法是目前公认的最精确的检测细胞增殖的方法。DNA 合成检测主要用到两种 DNA 合成掺入物：5-溴脱氧尿嘧啶核苷（BrdU）及 5-乙炔基-2′-脱氧尿嘧啶核苷（EdU）。它们都是胸腺嘧啶的非放射性类似物，能掺入到增殖细胞的 DNA 中，掺入后可通过对 BrdU 及 EdU 的检测对 DNA 的合成量进行测定。

①BrdU 标记法：该方法利用与胸腺嘧啶核苷类似的化合物 BrdU，在 DNA 复制的 S 期代替胸腺嘧啶进入新合成的 DNA 链中。通过使用抗 BrdU 的抗体进行免疫化学染色，可以识别并计数处于增殖期的细胞。

②EdU 标记法：EdU 是一种新一代的核酸替代物，同样用于标记 DNA 合成。与 BrdU 相比，EdU 不需要抗体检测，而是通过化学反应直接与荧光染料结合，简化了实验步骤，加快了检测速度，并且背景清晰，灵敏度高。

（3）ATP 浓度检测。

细胞内的 ATP 浓度通常与细胞的代谢活性和增殖能力相关。通过化学发光法或其他生物化学方法测定细胞内的 ATP 含量，可以间接反映细胞的增殖活性。这种方法适用于快速评估大量样品的细胞活力。

（4）膜损伤检测。

膜损伤检测是用台盼蓝、中性红等染料对细胞进行染色。正常细胞会排斥台盼蓝，而丧失细胞膜完整性的细胞能被台盼蓝染色；中性红可以被活细胞摄入，并在溶酶体中积累，细胞受到损伤时，对中性红的摄入能力会下降。通过计算染料摄取比例，就可以反映细胞的增殖或毒性情况。

（5）分子水平检测。

在分子层面上，通过 PCR 等手段检测与增殖相关的分子标志物，常见的有三个：增殖细胞核抗原（PCNA）、Ki-67 和微小染色体维持蛋白（MCM）。

2. 细胞凋亡检测

细胞凋亡指为维持内环境稳定，由基因控制的细胞自主、有序的死亡。在生物医用钛材料研究中，细胞凋亡常用来评价细胞在材料表面能否维持良好、稳定的生存状态。常用的细胞凋亡检测方法主要包括膜联蛋白 V/PI 双染法流式细胞术分析、形态学检测、DNA 断裂检测、胱天蛋白酶活性测定，以及线粒体膜电位检测等。

（1）膜联蛋白 V/PI 双染法流式细胞术检测。

细胞发生凋亡时，其细胞膜的通透性也增加，但是其程度介于正常细胞与坏死细胞之间。利用这一特点，将被检测细胞悬液用荧光素染色，用流式细胞仪测量细胞悬液中细胞荧光强度来区分正常细胞、坏死细胞核凋亡细胞。膜联蛋白 V 可与凋亡早期细胞的胞膜结合。因此膜联蛋白 V 被作为检测细胞早期凋亡的灵敏指标之一。PI 能够透过凋亡中晚期的细胞和死细胞的细胞膜而使细胞核染红。因此将膜联蛋白 V 与 PI 匹配使用，就可以将处于不同凋亡时期的细胞区分开来。这种方法结合了膜联蛋白 V 和碘化丙啶（PI），可以区分早期凋亡细胞（仅膜联蛋白 V 阳性）、晚期凋亡或已死亡的细胞（膜联蛋白 V 和 PI 双阳性）。这种方法因其高灵敏度和特异性而广泛应用于细胞凋亡的检测。

（2）形态学检测。

①显微镜观察：通过光学显微镜和倒置显微镜可以观察到发生凋亡的细胞在形态上的明显变化，如细胞体积的缩小、细胞质浓缩，以及细胞核的凝聚和边缘化。通过 SEM 可以观察到细胞胞质浓缩，核糖体聚集在核膜周边呈新月状或环状小体。胞膜不断出芽、脱落，细胞变成数个大小不等的由胞膜包裹的凋亡小体。凋亡小体内可含细胞质、细胞器和核碎片，有的不含核碎片。

②特异性荧光染料染色：使用如 Hoechst 33342、Hoechst 33258 或 DAPI 等荧光染料进行染色，可以在荧光共聚焦激光扫描显微镜下观察到细胞核的凝聚和碎裂，这是细胞凋亡的典型特征。当细胞发生凋亡时，细胞膜上的磷脂酰丝氨酸外露，使膜联蛋白V可与之特异性结合，用来检测凋亡早期的细胞。PI可以在凋亡后期进入细胞，与 DNA 结合。

（3）DNA 断裂检测。

①TUNEL（TdT-mediated dUTP Nick-End Labeling）检测法：这是一种基于酶标记的方法，用于识别 DNA 链断裂的末端。细胞凋亡过程中，染色体 DNA 双链/单链断裂产生大量的粘性 3′-OH 末端，在细胞（或组织）结构保持不变的情况下，用荧光素、地高辛或生物素标记的脱氧尿三磷酸（DUTP）和末端脱氧核苷酸转移酶（TdT）反应，与凋亡细胞裂解后的 3′-OH 端结合，经显色反应（细胞染成棕黄色）后可检测 DNA 断裂点。TUNEL 检测法特别适用于早期凋亡的检测，能够提供细胞凋亡的定量分析。

②单细胞凝胶电泳（彗星试验）：这种方法可以检测单个细胞中的 DNA 损伤。在电场作用下，断裂的 DNA 片段会从核中迁移出来，形成"彗星尾"，从而被定性和定量分析。

（4）胱天蛋白酶活性测定。

胱天蛋白酶是执行细胞凋亡过程的关键酶类。通过特定的底物和荧光标记技术，可以检测胱天蛋白酶的活性，从而间接反映细胞凋亡的程度。这种方法有助于理解细胞凋亡的分子机制。

（5）线粒体膜电位检测。

线粒体跨膜电位的下降也是凋亡细胞一个重要特点，是细胞凋亡过程中最早发生的事件(早于核形态的变化和磷脂酰丝氨酸的外翻)，膜电位下降被认为是凋亡最早的步骤。在线粒体膜电位较高时，JC-1 染料聚集在线粒体的基质中，形成聚合物，可以产生红色荧光;在线粒体膜电位较低时，JC-1 染料不能聚集在线粒体的基质中，此时 JC-1 染料为单体，可以产生绿色荧光。

3. **细胞黏附行为**

细胞黏附是指细胞在生物医用钛材料表面的附着和铺展过程，这一过程对于细胞的生长、迁移和功能发挥具有重要影响。

（1）形态学观察。

使用显微镜技术观察细胞在生物医用钛材料表面的形态变化。SEM可以提供高分辨率的细胞形态图像，而荧光显微镜（FM）则可以通过特定染料标记细胞骨架或细胞器来观察。

（2）细胞计数。

通过细胞计数可以定量分析生物医用钛材料表面的细胞粘附数量。这通常通过细胞核染色或特定的细胞标记来实现，并通过显微镜或自动化成像系统进行计数。

（3）基因表达分析。

通过实时定量PCR等技术分析细胞在生物医用钛材料表面粘附后相关基因的表达变化。这些基因可能包括与细胞黏附、迁移、增殖和分化相关的标记基因。

（4）蛋白质表达分析。

通过免疫荧光染色或蛋白质印迹法（Western Blot）等技术检测细胞在生物医用钛材料表面粘附后特定蛋白的表达情况。这些蛋白质可能包括细胞外基质蛋白、细胞黏附分子和信号转导蛋白。

（5）功能评价。

根据生物材料的应用领域，评估细胞在生物医用钛材料表面黏附后的功能表现。例如，在骨组织工程中，需要评估成骨细胞材在改性钛材料表面培养一段时间后的碱性磷酸酶活性或矿化能力。

4. 细胞迁移/侵袭实验

（1）细胞划痕检测细胞迁移。

细胞迁移涉及细胞前端伸出片状伪足、细胞前端伪足和细胞外基质形成新的细胞黏附、细胞体收缩以及细胞尾端和周围基质黏着解离等步骤。这一过程需要胞外、胞内信号分子调控细胞骨架动力装置所给予的驱动力与肌动蛋白细胞骨架介导的黏附所提供的锚定力之间的协调运作。细胞划痕是一种简单易行的检测细胞运动的方法，实验成本低，这种方法通过在单层细胞中创造一个"伤口"，然后观察细胞迁移进入空白区域的速度，来评估细胞在生物医用钛材料表面的迁移能力（图3-18）。

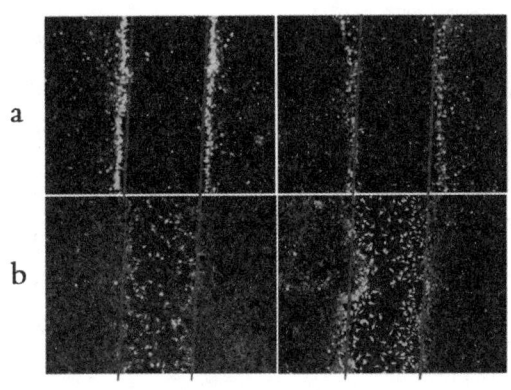

图 3-18 改性钛材料表面的细胞迁移表征

a.制造"伤口"时；b.制造"伤口"后 24h。

（2）Transwell 小室检测细胞迁移和侵袭。

将 Transwell 小室放入培养板中，小室内称上室，培养板内称下室，上下层培养液以聚碳酸酯膜相隔，将研究的细胞种在上室内。由于聚碳酸酯膜有通透性，下层培养液中的成分可以影响到上室内的细胞，应用不同孔径和经过不同处理的聚碳酸酯膜，就可以进行共培养、细胞趋化、细胞迁移、细胞侵袭等多种方面的研究。

5. 细胞因子检测

细胞因子是一类由免疫细胞（如单核细胞、巨噬细胞、NK 细胞等）和某些非免疫细胞（如成骨细胞、表皮细胞等）在受到刺激后合成和分泌的小分子蛋白质，具有广泛的生物学活性。通过对细胞因子表达情况的检测分析，可以更好地了解生物医用钛材料与细胞之间的相互作用，对于功能化生物医用钛材料的设计和应用具有重要意义。

目前，检测细胞因子的方法有很多，根据检测原理和手段的不同，检测技术大致包括免疫学方法、分子生物学方法及质谱法。基于免疫学的检测方法原理为，炎症因子作为一种蛋白质抗原，可以特异性与其单克隆抗体结合，利用抗原-抗体反应检测细胞因子，近年来发展比较快，其方法包括 ELISA、Western Blot、免疫荧光法（IF）、流式细胞术（FCM）等。基于分子生物学方法主要是检测细胞因子的基因表达水平，包括对其 DNA 的检测和 mRNA 表达水平的检测。对于表达低或者体内只能得到数量极少的细胞产生的细胞因子，因其含量太低，免疫学和生物学方法难以测定，常用的方法有斑点印迹、PCR、反转录-聚合酶链反应（RT-PCR）。以下介绍几种生物医用钛材料研究中常用的细胞因子检测方法。

（1）ELISA。

ELISA 是通过特异性抗体检测细胞因子或特定蛋白的表达水平的一种方法。这种方法利用抗原-抗体反应，通过酶标记的二次抗体来检测和量化目标蛋白的存在。在实际检测时，首先将抗原或者抗体固定在固相载体上，然后加入检测对象，让待测物质与固相化物质结合，形成固相化的"抗原-抗体"复合物；再加入酶标记的抗体或者抗原，与固相化的复合物结合，形成酶标复合物，最后加入底物溶液，发生酶催化底物显色反应，根据颜色深浅进行定性或定量分析。ELISA 具有高灵敏度和特异性，适用于大量样本的快速分析。然而，它可能受到交叉反应的影响，且对于多种蛋白的同时检测能力有限。

（2）Western Blot。

Western Blot 是一种检测特定蛋白质在细胞或组织中表达水平的方法，通过电泳分离蛋白质，然后转移到膜上，使用特异性抗体进行检测。Western Blot 实验的基本核心理念是抗原-抗体的特异性反应，通过变性胶将不同分子量的蛋白质分离开，然后转移到固相载体硝酸纤维素薄膜(NC)或聚偏二氟乙烯膜(PVDF)膜上，再用脱脂牛奶作为封闭液进行封闭和一抗稀释液进行稀释。待目的蛋白和抗体充分结合后，用洗脱液洗脱掉多余未结合的一抗，加入带有标记的对应二抗，这样，目的蛋白+一抗+二抗形成复合物，加以化学发光液，有靶蛋白的位置就会产生荧光，利用胶片或者化学发光仪就可以显现靶蛋白的条带。Western Blot 能够提供关于蛋白质大小和表达水平的详细信息，是蛋白质检测的金标准之一。但其操作步骤较为烦琐，对实验操作的要求较高。

（3）IF。

IF 是将免疫学方法(抗原抗体特异结合)与荧光标记技术结合起来，研究特异蛋白抗原/细胞因子在细胞内分布的方法。由于荧光素所发的荧光可在荧光显微镜下检出，从而可对抗原进行细胞定位。利用激光共聚焦显微镜观察标记的抗体与细胞因子结合的情况，适用于定量和定位分析。该技术的主要特点是特异性强、敏感性高、速度快。但目前非特异性染色问题尚未完全解决，结果判定的客观性不足。

（4）FCM。

FCM 通过荧光标记的抗体检测细胞表面的特定蛋白或细胞内因子。这种方法可以同时分析细胞的多个参数，如大小、形态和荧光强度。FCM 具有高度的灵活性和多参数分析能力，适用于复杂样本的分析。

（5）RT-PCR。

RT-PCR 是将 RNA 的反转录和 cDNA 的聚合酶链式扩增相结合的技术。细胞因子的 mRNA 寿命短且拷贝数低，因此难以在小量样本中进行检测。RT-PCR 是一种能检测细胞内低丰度特异 RNA 的方法，其原理是，首先以 RNA 为模板，在逆转录酶的催化下，合成与 RNA 互补的 cDNA。然后以 cDNA 为模板，用 PCR 技术对靶序列进行扩展，使微量细胞因子的 RNA 经放大后检出。该方法尤其适用于含量极少或容易降解的细胞因子，无视样本类型，只需要设计好相对性的扩增引物及探针。但该法易出现假阳性和假阴性结果，在实验中必须设严格的对照实验。且测定结果只能反映细胞因子基因的表达，而不能反映活性细胞因子的水平，并且不容易对细胞因子表达水平进行定量。

第四章 生物医用钛材料表面改性技术的应用

在20世纪40年代，钛首次被引入生物医学领域。经过数十年的发展，生物医用钛材料因其良好的延展性、抗疲劳性等特点，逐渐取代不锈钢和钴基合金成为骨科、牙科和整形外科的首选植入材料。生物医用钛材料具有密度大、易于加工成型、弹性模量更接近人体骨骼、生物相容性好、无细胞毒性等特点，在生物医用金属材料中具有广阔的发展前景。目前，生物医用钛材料被广泛用于临床，特别是作为硬组织替代材料，如人工骨、人工髋膝关节、种植牙材料以及植入人体的体内支撑架（图4-1）。除人工关节、人工骨、血管支架和种植牙外，钛材料也常用于骨折后的内固定，如螺钉、钢板和髓内钉等。

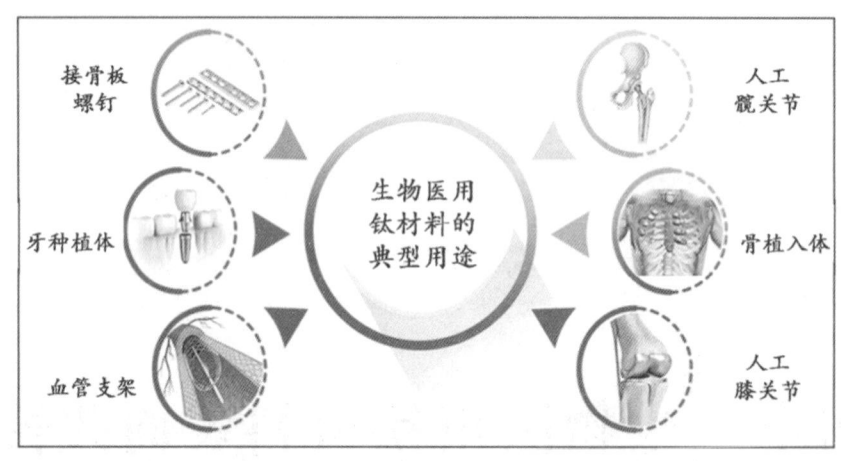

图 4-1　生物医用钛材料的典型用途

（资料来源：参考文献[6]）

生物医用钛材料的应用经历了以下3个标志性阶段。

1. 纯钛与 Ti6Al4V

20世纪40年代，商业纯钛在医学上的应用首次被报道，当时根据测试骨骼对动物体内多种金属植入物的反应结果，发现纯钛与骨骼具有极好的相容性。随后的十年中，伴随着钛的制造工艺的发展，其在生物医学领域的应用越来越广泛。人们发现了钛与软组织也有良好的相容性，临床评估进一步证实了纯钛在生物环境中具有显著的耐腐蚀性，且无细胞毒性。

特别是在60年代，当纯钛开始用于口腔植入体后，其在医用材料方面得到了快速发展。纯钛因其良好的生物相容性、优异的抗腐蚀性以及较低的弹性模量（相比其他金属材料），成为了硬组织植入物的首选材料之一。纯钛的应用不仅限于口腔种植体，还广泛用于制作人工关节、骨钉、骨板等。但是，对纯钛在人体中长期医疗应用的观察表明，纯钛在体内环境中长期服役时容易发生断裂。

Ti6Al4V 合金自 20 世纪 70 年代起开始应用于医疗领域，尤其是在髋关节、膝关节等对强度和耐磨性要求较高的部位。该合金因其高强度、良好的机械加工性能及相对低的生产成本，迅速成为最常用的外科植入钛合金材料之一。然而，随着研究的深入，Ti6Al4V 合金中 Al 和 V 元素的潜在细胞毒性问题逐渐受到关注。研究表明，Al 作为慢性蓄积性神经毒物，是诱发阿尔兹海默病的重要因素之一；而 V 元素对人体具有毒副作用，可能影响细胞的生理功能。

2. 第二代钛合金

1980 年代，Ti5Al2.5Fe、Ti6Al7Nb 等以 Nb、Fe 替代 V 的第二代改良新型医用 α+β 型钛合金被开发出来，这类材料通过去除 V 元素来降低钛合金植入体内后的毒性风险，同时尽量保持纯钛的机械强度和耐腐蚀性，以提供更安全可靠的植入材料选择。瑞士 Mathys 公司采用 Ti6Al7Nb 合金制造非扩髓带锁髓内钉系统（包括胫骨、肱骨、股骨）及用于治疗股骨或颈部骨折的中空螺钉等。其他类型的 α+β 型钛合金的开发也始于 1970 年代，使用 Fe、Mo 和 Ta，其中包括 Ti6Al2Nb1Ta0.8Mo 和 Ti6Al2.5Fe。第二代钛合金不仅被用于关节置换和骨折固定装置等传统的骨科植入物，还开始拓展到其他医疗设备领域，如脊柱融合器和牙科植入物等。

3. 第三代医用钛合金（Ni-Ti(PNT)与新型 β 钛合金）

第三代医用钛合金的研发着重于添加如 Nb、Mo、Ta、Sn 等无毒且生物相容性良好的元素，以期获得更好的力学性能和生物安全性。研究者开发了不同类型的增强 β 型钛合金，如与 O、Si 和 Zr 等元素复合，生产 Ti13Zr13Ta、Ti12Mo6Zr2Fe、Ti5Mo 和 Ti15Mo2.8Nb0.2Si0.28O。这些新型钛合金不仅避免了有害元素的影响，而且通过优化设计稳定元素的含量和热处理，实现了弹性模量和强度的精细调控，使其更接近人体骨组织的弹性模量，从而减少了应力屏蔽现象，改善了远期植入效果。

加拿大 BIORTHEX 公司研制出多孔 NiTi 合金专利材料 ACTIPORE，制造颈、腰椎间融合器用于骨科脊柱损伤的治疗。同期，具有更好生物相容性和更低弹性模量的 β 型钛合金 Ti13Nb13Zr 被开发出来，具有优异性能的生物医用 β 型钛合金开始投入应用。新型 β 型钛合金可兼顾骨科、齿科和血管介入等多种用途。先进材料骨科医疗器械行业占世界医疗器械市场份额的 9%，且仍处于快速增长中。

此外，转变诱导塑性（TRIP）和孪晶诱导塑性（TWIP）被尝试用于开发新型 β 型亚稳态钛合金。TRIP 和 TWIP 概念起源于钢的应用，它们以 Ti-Ni 形状记忆合金的形式适应钛。这为具有极高应变硬化率的 β 型钛合金在生物医学领域中的应用开辟了未来。除了开发用于钛合金医疗器械的 TRIP 和 TWIP 概念外，基于 d-电子的设计理论对新型 β 型钛合金作为植入物生物材料的设计和开发也得到了广泛的研究。表 4-1 总结了生物医用钛材料的发展历史。

表 4-1　生物医用钛材料的发展历史

年代	材料	应用	类型
1940	纯钛	金属植入体，与骨骼有良好相容性	α 型
1940	韧性钛	开始工业化生产，用于医疗	α 型
1950	钛	与软组织和家兔骨骼的相容性及无毒性	α 型
1957	钛	长期植入无毒性	α 型
1959	镍钛合金（NiTi）	形状记忆合金	β 型
1960	钛	人工关节	α 型
1970	Ti6Al4V	骨科植入物	β 型、α+β 型
1979	Ti6Al2Nb1Ta0.8Mo	外科植入物	α+β 型
1970	Ti6Al2.5Fe	医疗设备	α+β 型
1985	Ti6Al7Nb	关节置换	α+β 型
1996	Ti12Mo6Zr2Fe	外科植入物	β 型
1996	Ti15Mo2.8Nb0.2Si	植入假肢	β 型
1997	Ti15Mo5Zr3Al	牙科铸造和外科植入物	β 型
1998	Ti15Sn4Nb2Ta0.2Pd	医疗植入物	α+β 型
2000 至今	Ti13Zr13Ta	植入物	β 型
2000 至今	Ti15Mo	医疗	β 型
2000 至今	Ti15Mo2.8Nb0.2Si 0.28O	骨科	β 型
2000 至今	Ti15Zr4Nb4Ta	植入物	β 型
2000 至今	Ti35.3Nb5.1Ta7.1Zr	医疗	β 型
2000 至今	Ti29Nb13Ta4.6Zr	医疗	β 型
2000 至今	Ti15Zr4Nb4Ta0.2Pd	医疗植入物	α+β 型
2000 至今	Ti5Al1.5B	医疗	-

（资料来源：参考文献[3]）

第一节 骨科应用

骨科植入生物医用钛材料器械在临床应用中非常广泛，主要用于替代或修复因创伤、疾病或退行性改变而受损的骨骼和关节。骨科植入医疗器械一般分为脊柱类、创伤类、关节类及其他。创伤类器械分为内固定和外固定器械，内固定创伤类产品包括髓内钉、接骨板和螺钉等。目前，国内骨科市场中创伤类器械占比34%，关节类器械占28%，脊柱类器械占20%，其他占18%，具体情况见表4-2。

表4-2 国内骨科器械市场情况分析

分类	主要产品内容	主要用途
脊柱类	颈椎及胸腰椎内固定系统、颈椎前路钢板、椎间融合器等	用于脊柱退变性疾病、脊柱骨折、脊柱畸形、肿瘤及感染等脊柱疾病的治疗
创伤类	接骨板、中空螺钉、髓内钉、外固定支架等	用于人体四肢、肋骨、手指、足踝、骨盆等部位的创伤性骨折、骨骼畸形的治疗
关节类	髋、膝、肩、肘等人工关节假体	用于骨关节炎、类风湿性关节炎、股骨头坏死、关节周围的重度骨折等疾病的治疗
其他	运动医学、骨修复材料	用于运动损伤及其他骨损伤的治疗

一、脊柱类植入产品

脊柱类植入物主要包括由螺钉、连接杆等单独或组合而成的脊柱内固定系统和椎间融合器。采用椎弓根螺钉和棒的脊柱后路内固定系统是目前脊柱外科使用最多的内固定系统，约占国内脊柱外科手术的70%。

1. 椎弓根螺钉系统

目前椎弓根螺钉系统经过长时间的手术应用，已经广泛被骨科医生熟知并认可。作为脊柱内固定系统的主流，椎弓根螺钉主体大部分采用钛合金，其具有较好的强度，且可在X射线下显影，对磁共振图像的干扰较小；连接杆也大都采用钛合金材料，其具有较好的强度和生物相容性。在结构设计上，主要体现在锁紧机制的优化，减少滑丝、爆丝，其次在保障力学性能的同时降低螺钉切迹，减少植入物带来的异物感。

2. 椎间融合器

椎间融合术是目前临床上治疗脊柱退行性疾病应用最广泛、最有效的手术方式之一。2020 年一项基于美国数据的研究预估，美国每年进行大约 162 万次脊柱融合手术。最早的椎间融合手术是取自体骨组织植入椎间隙来促进融合，之后发展出同种异体骨、纳米羟基磷灰石、高分子聚合材料、钛合金和钽金属等多种椎间植入材料（图 4-2）。Ti6Al4V 合金由于其良好的耐腐蚀性、低密度及优良的生物相容性，成为融合器的主流材料。临床应用观察发现其取得了良好的融合效果，但进一步的临床研究发现部分钛合金融合器出现沉降、融合失败等问题。根据 Wolff 理论，骨组织的生长与其受力条件相关，当受力条件发生改变时，骨组织结构也相应的发生变化，骨在其承力的地方生长，不需要承力的地方发生消融。因此，钛合金与人体骨的弹性模量不匹配引起的应力屏蔽效应可能是导致此类问题的重要因素。聚醚醚酮（Polyetheretherketone, PEEK）等高分子材料在 20 世纪 90 年代也用于制造融合器，PEEK 具有接近正常骨弹性模量的优点，从而降低术后塌陷的概率，在临床应用中取得了一定的成效，但 PEEK 等高分子材料表面表现为疏水性，与生物医用钛材料相比，其骨结合能力较差，影响融合器与邻近骨组织的机械嵌合，进而影响椎间融合术后的长期稳定性。

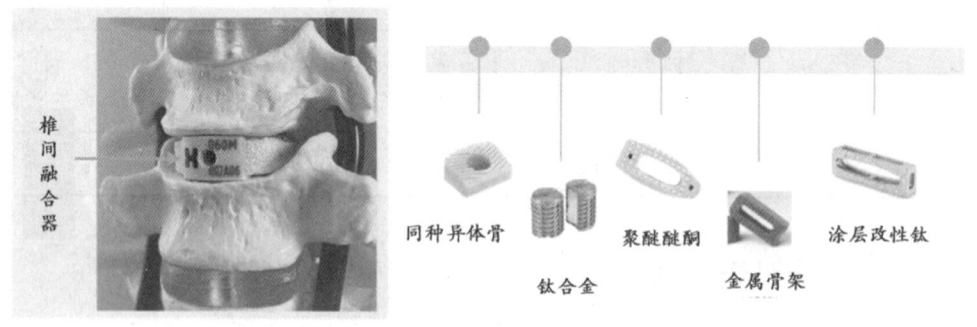

图 4-2　椎间融合器及其制备材料发展历程

（资料来源：参考文献[64]）

　　近年来开始研究关注对融合器进行表面改性来促进早期骨融合，从而降低并发症发生率。例如采用等离子体束和电子喷雾技术对生物医用钛材料进行表面改性以提高表面粗糙度。体外研究表明，改性后的椎间融合器可增加椎体表面的总蛋白及碱性磷酸酶水平，从而促进成骨细胞分化。通过将钛及 PEEK 的弹性模量结合起来合成钛/PEEK 椎间融合器，理论上可促进椎间融合器的融合效果，但目前对其有效性还缺乏进一步研究。Gu 等人在钛椎间融合器表面加载羟磷灰石（HA）、胰岛素样生长因子-1（IGF-1）和转化生长因子-β1（TGF-β1）涂层以进行表面改性，结果显示改性后的椎间融合器有较好的融合效果。

　　近年来，随着增材制造技术的迅猛发展，个性化定制椎间融合器应运而生，可根据患者自身实际情况进行定制，以满足在人体工程学、生物力学等多方面的具体要求。增材制造技术可以实现对生物医用钛材料多孔融合器的孔隙形状、孔隙空间分布、孔隙大小等参数的精确控制。目前,由增材制造技术制备的钛合金多孔植入体,如个性化颅骨植入物、颈椎椎骨假体、颈椎融合器已经在临床上应用并取得了良好的效果。但是,这类融合器仍面临着钛表面生物活性不足的问题,因此,仍需要进行表面改性处理,以提高增材制造钛合金多孔融合器表面的生物学性能,降低植入体植入后发生松动的概率。其中,化学和生化表面改性方法较为常用。此外,椎间融合器的研发在逐步探索可撑开的结构设计或微型化设计,以确保最优的临床效果和最大限度的融合。

二、创伤类植入产品

创伤骨折的手术治疗一般分为髓外固定和髓内固定。骨折内固定装置包括髓内钉、接骨板和螺钉等,用于稳定骨折部位,促进骨骼的正确愈合,常用的骨科植入物为接骨板和髓内钉等(图4-3)。生物医用钛材料的高强度和良好的耐疲劳性使其成为这些应用的理想材料。1965年纯钛金属首次作为内固定接骨板和螺钉应用于骨科,其具有高抗腐蚀性能、良好的生物相容性和较高的安全性,不会引起组织不良反应。钛钢板的弹性模量较低(68 GPa),在骨折愈合过程中能明显减小应力屏蔽效应,是制作接骨板及螺钉的理想材料。然而钛的延展性较差导致加工困难,同时钛接骨板的拉伸强度也受到很大限制。目前研究较成熟并在临床广泛使用的钛合金有Ti6Al4V、Ti6Al7Nb、Ti13Nb13Zr、Ti15Zr4Nb4Ta2Pd、Ti29Nb13Ta46Zr等,均获得满意的实验结果及可靠的临床证据。中国科学院沈阳金属研究所自主开发研制了钛合金Ti2448,其弹性模量仅为42 GPa,在相关实验中证实能有效避免应力屏蔽效应,促进骨折愈合。高强度及较低的弹性模量使得钛合金材料更适骨折固定物,但是钛合金缺乏骨组织诱导性和抑菌能力,进而使钛合金的应用受到限制。

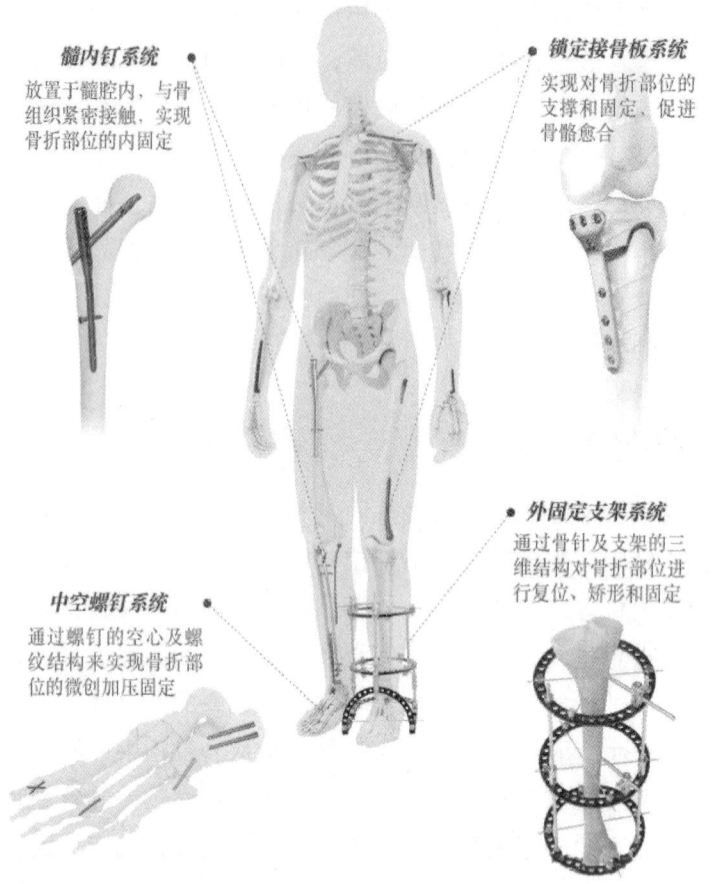

图 4-3　创伤类植入产品

1. 接骨板

接骨板内固定是治疗长管骨骨折的主要手段之一。随着骨折治疗观念从单一维持位置、保障骨折愈合到为患者提供早期功能锻炼基础的演变，接骨板经历了从普通接骨板、加压接骨板到锁定接骨板的发展阶段。锁定钢板采用生物力学固定原则，钢板与螺钉连接在一起后，在螺钉与钢板之间形成稳定的角度，允许放置锁定钢板时完全不与骨面接触，不产生摩擦力，具有较好的内固定效果。

金属接骨板作为骨科植入类医疗器械，依人体骨骼形状而设计，通常用于需要内固定治疗的骨科疾病。随着内固定技术的发展，金属接骨板的应用范围不断扩大，种类也不断增多。现有接骨板制造材料多为不锈钢、纯钛、钛合金，并采用机加工成型，附加表面处理工艺。为了满足临床使用需求，接骨板产品种类繁多。由于产品的复杂性，以及不断扩大的使用量，使得接骨板在临床使用中失效情况频发。据临床研究报道，接骨板的失效形式主要有接骨板断裂、变形，螺钉断裂及松动脱落，骨不连，无菌性炎症等。其中发生最多的是接骨板的断裂、变形。

目前，接骨板内固定本身最薄弱的环节在于接骨板的抗疲劳强度和应力屏蔽效应。骨折愈合是一个长期过程，接骨板的作用是临时传导生理应力，随着骨折的愈合，接骨板上的应力会减小并逐渐消失。而应力屏蔽不仅导致骨质疏松、骨吸收或骨萎缩，从而出现二次骨折，还会导致钢板长期承载而加速接骨板的疲劳断裂。此外，人体组织的电解质环境与周期性生理载荷往往会诱发腐蚀疲劳破坏，并明显降低接骨板的疲劳强度。所以，接骨板在服役过程中发生失效是多因素耦合作用的结果。

由于人体的腐蚀环境，且接骨板与螺钉连接界面存在的微动，接骨板应具有良好的抗腐蚀、抗疲劳能力。目前，表面强化和增加表面涂层等表面改性方法常用于增强其抗疲劳和抗腐蚀的能力。对接骨板材料进行喷丸处理是引入表面残余压应力的一种有效方法。将喷丸时间作为变量参数，当喷丸时间增加到十分钟，钝化层破坏电压降低，增加了腐蚀电流密度，材料对腐蚀及点蚀抵抗能力的减弱。而与没有进行喷丸处理的样品比较，随着喷丸时间的继续增加，钝化层破坏电压会增加，同时腐蚀电流密度也减小，钝化层抗腐蚀能力和抗点蚀能力都比未进行喷丸处理样品有所增强。表面离子渗氮处理也是一种有效的表面强化手段，表面渗氮处理后的合金对微动疲劳的响应相对较好。此外，为了增强钛植入体的耐腐蚀性能，提高早期骨愈合率，提高生物相容性等，常采用阳极氧化工艺处理纯钛植入体。阳极氧化处理后植入体表面可以形成致密的 TiO_2 纳米管膜层，提高其在体液中的抗腐蚀性能和生物相容性。在材料表面制备不同的涂层，可以在不改变其基体构件的相关性能的同时，有效提高其抗腐蚀、抗疲劳及其它特殊性能，如生物相容性等。则如，TiN涂层可改善钛合金接骨板的微动疲劳性能，多层 Ti/TiN 涂层可以改善医用不锈钢接骨板的耐腐蚀性能。

2. 髓内钉

髓内固定是在髓腔内置入生物相容性好、具有一定强度的髓内钉，实现骨折断端的连接、复位与固定连接、复位与固定功能。德国 Kuntscher 教授在 1939 年首次使用髓内钉内固定治疗股骨干骨折。近年来锁骨髓内钉、肱骨髓内钉、股骨近端髓内钉、髌上入路胫骨髓内钉、外踝髓内钉，以及各种专家型胫骨和股骨髓内钉的面世使得髓内钉内固定的适用范围不断扩大，从最初的长骨干骨折延伸到四肢长骨干骺端骨折，并取得了良好的治疗效果。

目前，髓内钉固定已成为长骨干骨折首选内固定方法。但是对于开放性骨干骨折，由于受伤时深部感染的潜在风险，术后一旦出现髓内钉术后感染并发症，全身应用抗生素很难彻底清除感染灶，且易造成细菌耐药，需将内固定取出行翻修手术，给患者带来极大痛苦和经济负担。通过在钛髓内钉表面负载抗生素、抗菌离子或生物活性物质，可以赋予表面治疗或预防感染及骨折不愈合的能力。Wang 等人选择制备载万古霉素–羟基磷灰石涂层抗感染钛髓内钉，探讨钛髓内钉对兔股骨开放性骨折带菌伤口模型感染的治疗作用，结果表明载万古霉素-羟基磷灰石涂层钛髓内钉能有效降低术后感染的发生。还有研究者开发了一种能够释放锶离子的髓内钉形三维打印多孔钛植入物，使用兔子的节段骨干作为缺陷模型，评估了该植入物作为独立解决方案的可行性。负载锶的植入物具有显著更高的骨长入量和优异的骨结合强度，持续一年的组织学观察表明，负载锶的植入物保留了类似天然的骨干骨结构而没有失效。这些发现表明，释放锶的 3D 打印钛植入物具有诱导早期有效修复、填补骨缺损的临床潜力。

三、关节类植入产品

人工关节主要分为人工膝、髋、肘、肩、指、趾关节等，其中最主要的关节置换包括髋关节和膝关节，合计超过世界关节置换病例的 95%。每年世界上大约有 1 亿病人由于髋关节和膝关节炎症而进行替换治疗。钛制膝盖板比不锈钢膝盖板轻许多，且腐蚀问题得到了改善。

1. 人工髋关节

人工髋关节假体用于治疗严重的髋关节疾病，如骨关节炎、类风湿性关节炎、髋部骨折等。这些器械通过替换受损的髋关节，帮助恢复关节功能，减轻疼痛，并提高患者的生活质量。人工髋关节假体通常由以下几部分组成（图 4-4a）：①髋臼杯，这是植入骨盆内的部分，通常由金属制成，其表面可能涂有生物相容性材料如陶瓷，以促进与骨骼的整合；②衬垫，位于髋臼杯内，通常由高分子量聚乙烯或其他耐磨材料制成，以减少摩擦和磨损；③股骨头，替代天然股骨头的部分，通常由金属或陶瓷制成，与衬垫形成滑动界面；④股骨柄，植入股骨髓腔的部分，用于固定假体，通常由钛合金或不锈钢制成，表面可能经过特殊处理以促进骨整合；⑤股骨颈，连接股骨头和股骨柄的部分，设计上会考虑人体髋关节的自然解剖结构，以确保假体的稳定性和活动范围。

人工髋关节置换后，随着时间的推移，髋关节假体受到磨损会在股骨头与髋臼杯之间产生大量细小的颗粒，降低了其润滑效果，进而导致人工髋关节假体的松动，极大程度地缩减了人工髋关节假体的寿命。摩擦磨损引起的无菌性松动是导致术后人工髋关节异常乃至返修的主要原因。因此，研究人工髋关节的摩擦性能及润滑性能，对提高人工髋关节假体寿命有着重要作用。应避免在植入后出现截骨过多、早期松动、应力屏蔽等问题。这就需要提升植入材料的生物相容性以便与骨组织长期共存，其中会涉及到促骨整合能力与抗菌的涂层技术，来改善骨关节假体的产品性能与使用寿命。植入物表面的涂层也被称为人工关节的"芯"技术。1985年,英国最大的骨科生物固定植入物生产商 JRI Orthopaedics 推出了世界上第一款喷涂羟基磷灰石陶瓷涂层的髋关节假体,将髋关节骨柄设计与羟基磷灰石陶瓷涂层相结合,大大提高了骨整合效果(图 4-4b)。2001年,在羟基磷灰石涂层与钛基底之间增加厚度为 175 μm 的粗了钛涂层的设计,又进一步提高了涂层表面的粗糙度,让骨质与假体表面更好地结合,增强了假体的稳定效果,后续通过不断的临床应用,开启了生物固定关节置换的新里程。

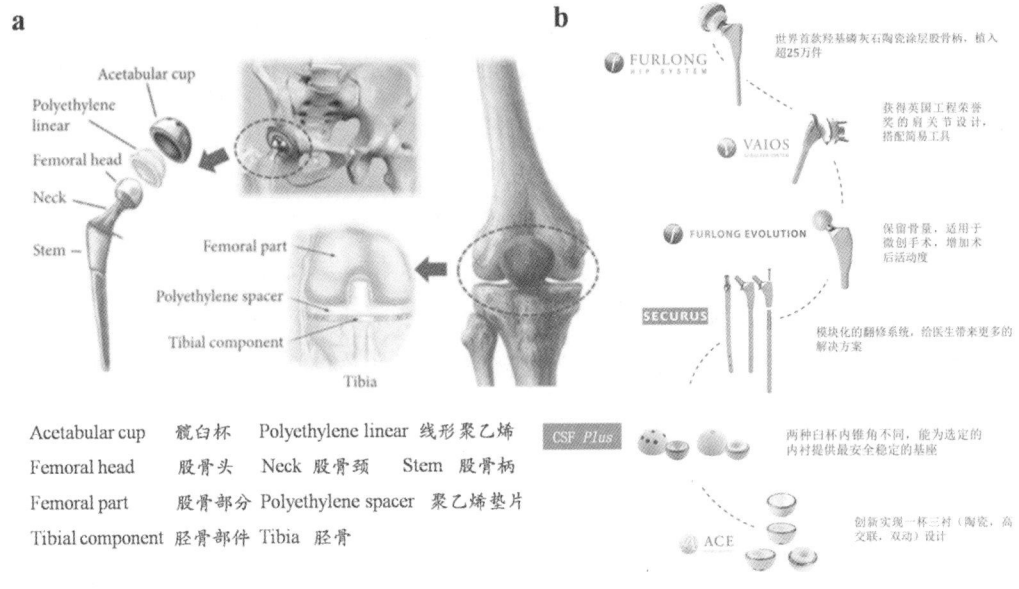

图 4-4 人工关节

a.人工髋关节和膝关节植入物置换示意图;b.人工髋关节产品

(资料来源:参考文献[9])

2. 人工膝关节

人工膝关节主要由股骨假体、胫骨假体和髌骨假体几部分组成(图 4-4a)。股骨髁一般由金属材料制成,而胫骨垫和髌骨假体则多采用耐磨的超高分子量聚乙烯制成。这样的设计旨在最大程度地模仿自然膝关节的结构与功能,同时减少组件之间的摩擦,延长假体的使用寿命。生物医用钛材料的生物相容性好,且其表面易氧化生成致密的 TiO_2 氧化膜,长期在体内"服役"时有较好的耐腐蚀性。另外,生物医用钛材料重量轻(密度是钴铬钼合金的 1/2),材料强度大,适用于负荷强度很大的股关节,而且由于其弹性模量与人骨的弹性模量较接近,生物界面结合牢固,是较理想的植入材料。但其耐磨性相对较差,需要对其进行表面优化以提高植入界面的耐磨性及稳定性。

3. 关节类产品的表面改性优化

全关节置换术（Total joint replacement，TJR）被认为是治疗晚期关节炎、关节功能丧失等关节类疾病最有效和最终的治疗方式。全关节置换术是指采用具有良好耐磨性、耐腐蚀性且生物安全性高的材料，根据人体关节的形态、构造及功能制成人工关节假体，通过外科技术植入人体内，代替患病关节功能，达到缓解关节疼痛、恢复关节功能的目的。目前，主要的关节假体植入体均采用具有较高力学性能和生物安全性的金属材料，如 CoCrMo 和钛合金等。此类金属关节假体在人体内服役时，往往与人体组织产生不同的接触形式，需要在关节假体设计生产时分别考虑。以髋关节为例，骨柄部位与骨组织直接接触，在植入后需要有较好的骨长入效果；而球头部位面临长时间的摩擦磨损和生物腐蚀，需要具有极高的抗磨蚀和生物安全性。而单一金属植入物表面本身无法具备多种特性。因此，利用先进的表面处理技术，针对金属关节假体的不同接触部位的服役特性，制造具有表面局部功能特异性的关节假体，是设计生产高质量关节假体的必经之路。

从关节假体置换后的失效形式来看，目前造成植入后关节失效的原因有无菌性松动、感染和假体摩擦副磨损失效三类。理想的关节假体应该具备促进骨整合、防止细菌黏附感染的能力以及优异的抗磨蚀性能。因此，不同类型的表面改性技术被尝试应用于假体以提高其表面性能。

（1）以提高骨整合能力为目的涂层技术。

以促骨整合为目的的涂层技术，可以通过特定生物功能学的生物分子涂层，让骨细胞直接固定在生物相容性材料上，提供理想的材料界面，参与到骨修复进程。以抗菌性为主的涂层技术，是通过抑制细菌生长，在满足骨表面特殊微结构的基础上发挥一定的杀菌效果。

以钛合金人工关节的骨柄部位为例，其在植入后需要与周围骨组织长期共存。由于其表面形成的氧化钛钝化膜具有极高的致密性和化学惰性，因此其具有良好的生物安全性。但是其骨整合能力较差，这就导致其在植入初期由于微动作用而导致无菌性的松动。因而通过表面涂层技术，在此类接触部位形成具有促骨整合能力的表面是解决无菌性松动的可行技术路线。常用的技术有表面涂层技术、促骨形成功能性生物分子涂层材料涂覆，以及表面织构构建等方法。

常用的涂层选择主要有类骨质材料和金属材料。类骨质材料羟基磷灰石具有和人骨相同的化学和晶体结构，生物相容性良好，但是力学性相对较差，通常以复合涂层的方式加入氧化锆和氧化钛以提升强度。新型金属涂层材料钽具有超强的抗磨损、抗腐蚀性能，在临床上有大量成功应用案例，多孔钽被称为"金属骨小梁"，也是目前用于关节表面最理想的材料。

① 羟基磷灰石涂层。

羟基磷灰石（也称为羟基磷灰石钙）是人体和动物骨骼的主要无机成分。它是一种天然矿物，其成分类似于骨中的矿物质。它能与机体组织在界面上实现化学键性结合；在体内有一定的溶解度，能释放对机体无害的离子；能参与体内代谢，对骨生长有刺激或诱导作用，能促进缺损组织的修复，显示出生物活性。羟基磷灰石涂层假体被广泛应用于改善金属假体的骨传导性。研究表明，羟基磷灰石粉末在假体表面上自发形成体外和体内生物活性骨样磷灰石层。这层羟基磷灰石层作用于假体和组织之间的界面，能够促进与骨组织的化学和生物性结合。因此，生物材料直接与骨结合的基本先决条件是当假体植入后，其表面上形成磷灰石层。假体-组织界面的蛋白质吸收触发成骨细胞增殖，从而再生新的骨组织，这样就能有效避免假体-骨组织直接形成分离的界面，进而有效提高假体与骨组织的整合能力，防止假体植入后的无菌性松动。

②生物分子涂层。

具有特定生物功能的生物分子涂层，能够通过提高骨形成能力，提高植入体的材料界面与周围骨组织的整合能力。其中典型的有细胞外基质、RGD 肽及生长因子涂层等。细胞外基质具有成骨细胞功能介质的作用，包括诱导细胞附着、分化和分泌细胞外基质等作用；而 RGD 肽具有良好的细胞黏附作用，能够通过整合素来促进成骨细胞的黏附。生长因子能够靶向结合特定的细胞受体，并能够主动触发各种细胞生理过程。如骨形成蛋白-2 是最有效的骨诱导因子，它能够参与不同阶段的骨修复进程。

③表面多孔结构构筑。

骨细胞的生长分化与其所接触表面的形态学具有重要的关联，因此在植入物表面构筑微米甚至纳米尺度的结构，能够改善成骨细胞与材料的相互作用，并且能够使材料具备抗菌的效果。例如，通过在金属关节假体表面构筑多孔结构，增加表面积和孔隙率，可以改善骨生长，在骨与假体的界面制造锚状的结构。这类结构形貌以及二次相互连接的孔隙涂层在体外和大的动物体内研究中显著改善了植入物固定和骨生长，并降低了微动幅度。具体方法有酸蚀（化学法）和高能激光刻蚀等。

（2）提高抗菌性的涂层技术。

提高假体的抗感染能力，主要通过破坏细菌的生存环境及使用抗菌涂层材料两个技术实现。减少细菌的黏附可以有效地降低器械在生产、包装以及手术过程中的细菌携带量，提高杀菌效率；而制备抗菌涂层材料能产生长久的抗菌效果。

①抗粘附涂层。

植入物的表面特性，如表面粗糙度和化学性质、亲水性、表面能、表面电位和导电性，在初始细菌黏附到植入物和随后的生物膜形成中起关键作用。一些聚合物涂层，如亲水性聚甲基丙烯酸、聚环氧乙烷或抗蛋白聚乙二醇可应用于钛植入物表面，并显著抑制细菌粘附。即使某些涂层可能会损害局部成骨细胞功能，使用额外的生物活性分子如丝胶蛋白和 RGD 序列也可以恢复甚至改善受损的细胞功能。疏水性和超疏水表面处理技术在临床前研究中也显示了很好的抗菌作用。

②抑菌涂层。

抑菌涂层材料通过产生不利于细菌生长繁殖的条件来达到抑制细菌生长的目的。例如 TiO_2 纳米管涂层特殊的微结构不仅可以促进骨整合，还可以负载一些具有杀菌效果的成分。如将锌负载到 TiO_2 纳米涂层表面后，其不仅有利于促进骨形成，而且产生具有杀菌特性的金属离子。依照上述思路，能够产生相同功效的涂层体系还有具有广谱杀菌特性的含银、铜等元素的涂层材料。此外，直接使用抗生素涂层也能直接产生快速的杀菌效果。基于药物载体的药代动力学结果显示，抗生素涂层可持续释放抗生素，能够在手术后持续产生杀菌抑菌的效果。此外，甲壳素聚合物的抗菌性也在最近的临床研究中得到了验证，初期体外实验表明壳聚糖-酪蛋白磷酸肽涂层可为钴基骨科植入物提供抗微生物益处。但是目前研究发现单独的壳聚糖并不能产生长效的抗菌效果。

（3）提高抗磨蚀性能的涂层技术。

关节假体植入后，与关节软骨或者聚合物关节摩擦配副在长期摩擦中，必然面临严重的磨损和腐蚀的考验，具有长效抗磨蚀特性的关节摩擦界面是保障关节植入后具有较长寿命的关键。目前，钴铬钼合金常作为关节摩擦球头的主要材料，全关节置换时常用超高分子聚乙烯材料作为配副材料。近年来，具有良好生物安全性的钛合金关节球头逐渐开始应用。但受限于钛合金本身较低的硬度，其在摩擦过程中极易发生磨损，所产生的磨削容易在周围组织聚集并可能导致炎症的发生。因此，在钛合金表面制备抗磨蚀涂层是提高关节寿命的关键。目前，常用的抗磨蚀涂层材料有非晶碳基涂层和氮化物陶瓷涂层两类。在国外，以艾恩邦德、蛇牌等公司为代表的企业开发了诸多系列的氮化物和碳基涂层膝关节、髋关节器械，并已在临床推广应用超过 10 万例，显示出了良好的应用效果。

关节骨界面的稳定性及其磨损仍然是目前研究的主要内容之一，未来，随着陶瓷、钽金属、氧化硅等生物材料的进一步发展及仿骨界面处理工艺不断优化，人工关节的性能将进一步提升。

四、骨修复材料

骨修复材料是手术中用于帮助骨损伤愈合的物质。其主要功能为填补因骨骼损伤而造成的骨骼缝隙，或协助骨骼融合，以满足各种临床需求。该类材料在促进骨损伤愈合、引导骨融合，以及帮助病变骨组织恢复到健康状态方面发挥关键作用。近些年来，骨修复材料发展迅速，已从自体骨、同种异体骨、惰性材料等发展到高活性、多功能的骨组织工程支架材料。

1. 骨修复材料的功能化需求

骨传导材料：骨传导材料的主要功能是为骨细胞提供一种支架，帮助新生血管和骨细胞长入，从而促进骨缺损的修复。这类材料主要包括羟基磷灰石等磷酸盐生物陶瓷，它们具有良好的生物相容性和骨传导性。然而，骨传导材料虽然能够支持骨细胞的生长，但本身并不具备刺激骨再生的生物活性，因此在某些临床应用中效果有限。

骨诱导材料：随着对骨再生机制研究的深入，科学家们发现某些材料不仅能够支持骨细胞生长，还能够主动促进骨细胞分化和增殖，即具备骨诱导性。例如硅酸盐生物陶瓷中的 Si^{4+} 被证实可以促进骨形成，参与骨基质的早期矿化，并在促进骨形成的代谢过程中发挥重要作用。骨诱导材料的发现和应用，极大地推动了骨组织工程的发展，为治疗骨缺损提供了新的解决方案。

骨免疫材料：近年来，随着骨免疫学的发展，人们开始意识到免疫系统在骨再生过程中扮演着重要的调控作用。特别是巨噬细胞，作为免疫系统的重要成员，在骨再生过程中发挥了关键作用。研究表明，通过调控巨噬细胞的极化状态，可以有效控制炎症反应，启动骨修复过程。因此，新一代的骨生物材料应具备"骨免疫调节"能力，即能够调节局部免疫反应，形成有利于骨再生的微环境。这种理念的转变，标志着骨修复生物材料研究进入了一个新的发展阶段。

2. 生物医用钛材料在骨修复材料中的研究进展

钛合金具有优异的力学性能以及生物相容性，在20世纪60年代开始作为医用植入材料应用于临床，并取得了较高的临床骨修复效果。由于钛合金优异的生物相容性、耐腐蚀性以及力学强度，迄今为止，钛材料仍然是临床骨修复的最常用材料之一。然而，钛金属及其合金为生物惰性材料，弹性模量也较高，为临床使用带来了一定的困扰。因此，降低钛金属的弹性模量、提高其生物活性具有重要意义。

骨修复材料应用中的常见问题包括：①钛固有的生物惰性导致植入后与骨组织的结合不良，容易磨损并引起疼痛；②释放有毒元素，如 V 和 Al，这些元素具有致癌风险；③抗菌性能差，骨科手术后细菌容易定植，导致身体组织坏死，需要二次手术。

生物医用钛材料在骨科植入中的成败很大程度上取决于它们诱导骨组织增殖的能力和与周围骨整合的程度。因此，植入物在体内的整合是医学和组织工程中长期存在的问题。尽管大多数组织工程研究都集中在界面形成上，但有必要对植入物植入部位的表面结构-界面强度关系进行全面的体外和体内评估。例如，表面（粗糙度、孔隙率）、机械（硬度、腐蚀）、生物（与宿主骨结合、骨诱导、骨传导和成骨）和抗菌（减少细菌固定、杀菌性能）因素在钛材料的表面改性技术设计中至关重要。适当的表面改性可增强骨基质的生长和生物相容性，诱导新骨形成，增强植入物的长期稳定性，并缩短愈合时间。此外，在骨愈合阶段，具有抗菌特性的表面涂层将在一定程度上抑制细菌增殖，为骨组织生长提供更合适的生理环境，避免术后感染的发生，减轻患者病痛。

针对骨折内植入物，传统的钛合金仍是材料第一大户，但其骨整合能力不能完全满足临床的实际需求。通过表面改性技术在材料表面形成特定的多层级微/纳米结构，是促进界面骨整合的重要手段。特定蛋白及细胞的黏附取决于材料结构形貌的变化，通过这种方式可以改性目前关节修复材料、内植入螺钉等的设计。

第二节　口腔颌面外科应用

在口腔颌面外科领域，生物医用钛材料因其卓越的生物相容性、优异的机械性能和良好的耐腐蚀性，已成为进行颌面修复时的首选材料。这些生物医用钛材料被广泛用于制作种植体、重建板、螺钉等医疗器械，它们能够与骨组织和周围软组织和谐共存，同时承受咀嚼和其他面部活动产生的各种力量。在骨折固定、颌骨重建、正颌手术、颌面畸形矫正以及牙种植手术中，生物医用钛材料重建板和螺钉提供了稳定而可靠的固定方式，促进了骨骼的愈合和重建。此外，生物医用钛材料的耐腐蚀性和放射线可透性使得它们在长期植入后仍能保持良好的性能，同时不干扰影像学检查。在可视区域使用时，这些材料还具有美观性，可减少对患者外观的影响。生物医用钛材料的灭菌兼容性也确保了它们可以在常规的灭菌过程中使用，而不损伤其材料特性。综上所述，生物医用钛材料在颌面外科修复中的应用为患者提供了一种安全、有效且美观的解决方案，显著提高了手术的成功率和患者的生活质量。

一、牙种植体

牙种植体的历史演变始于古代文明的初步尝试，经历了中世纪的外科实践，再到近现代的多元材料探索，直至 20 世纪中叶，瑞典医生 Per-Ingvar Brånemark 发现钛金属与骨组织的牢固结合能力，奠定了现代牙种植体的基础。随着骨整合理论的确立，牙种植技术逐步发展，种植体的材料、设计及手术方法不断创新，从螺纹柱状种植体到即刻种植和 3D 打印技术的运用，极大提升了种植成功率和种植体的美观度。现代牙种植技术不仅注重功能恢复，更兼顾美观，数字化技术和人工智能的应用进一步推动了手术的精准化和个性化定制。

牙种植是一种以植入骨组织内的下部结构为基础支持上部牙修复体的缺牙修复方式。牙种植体由种植体、基台、牙冠组成（图 4-5）。95%的种植体和基台材料为生物医用钛材料。最初，纯钛及 Ti6Al4V 一直是牙种植体的首选材料。研究发现，纯钛具有良好的生物相容性及耐腐蚀性，同时具有优良的力学性能，包括硬度、抗拉强度、屈服强度和疲劳强度，能满足口腔种植体行使功能的需求，其已作为种植体材料广泛应用于临床，取得了良好的修复效果。然而，钛的颜色灰暗，可以透过植入处较薄的黏膜，进而影响薄龈型患者的修复美学效果。钛的弹性模量高于人骨，钛的弹性模量为 110 GPa，人骨的弹性模量为 20~30 GPa，会由于应力屏蔽而导致骨吸收。随着临床应用的增加，近年有研究发现，纯钛种植体存在着种植体周围炎的风险，可释放钛离子参与牙龈炎症和牙周炎症。此外，钛可能具有免疫原性，作为过敏原，引起部分过敏患者对金属植入物的 IV 型超敏反应。因此，国内外学者们一直致力于研究和探寻各方面性能更加理想、可替代纯钛的口腔种植体材料。

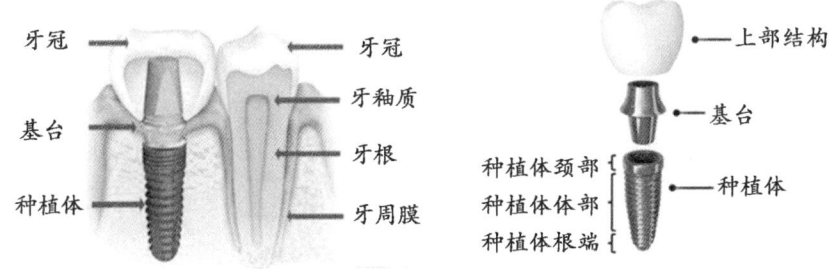

图 4-5　牙种植体结构示意图

纯钛等 α 型钛合金虽然在生理环境中具有优良的抗腐蚀性，但其强度较低、耐磨性较差，在口腔领域主要用于义齿、牙种植体、颌颌钉板等。α+β 型钛合金的典型代表为 Ti6Al4V、Ti6Al7Nb 等合金，具有较高的强度和综合的加工性能，主要用于制作正畸支抗钉、种植体的中心螺钉等，也可用于颌颌钉板。20 世纪 90 年代以来，一系列新型 β 型钛合金问世。β 型钛合金具有高强度和良好的可成形性，且具有低弹性模量和超级耐蚀性，因而受到极大重视并很快得到发展。β 型钛合金在口腔修复领域作为种植体材料、颌骨修复钉板材料、正畸弓丝材料等方面的开发也备受关注。目前国内的口腔修复用钛器械，包括种植体、颌骨接骨板、螺钉、正畸支抗钉等医疗器械仍以纯钛和 Ti6Al4V、Ti6Al7Nb、TiNi 合金为主，占到约 80%以上。

钛种植体具有美观舒适、不损伤邻牙、临床效果显著等优点，广泛应用于口腔种植修复领域；但应用中存在骨结合失败、种植体周围骨吸收、种植体周围炎等问题，使其应用受到一定的限制。钛表层的氧化层在植入人体后容易被纤维组织包裹而与骨隔离，从而影响到钛的骨结合效果。此外，口腔是一个复杂的微生物生态系统，包括 700 多种细菌，种植体周围炎感染就是由口腔细菌定居在种植体周围组织引起的，已被确定为种植体失败的主要原因。因此，对钛种植体进行表面改性，例如在其表面制备不同的理化涂层和生物活性涂层，可以提高种植体的种植成功率，满足临床应用需求。为了防止口腔环境中钛种植体周围的炎症，Ma 等人通过喷砂、酸蚀和水热处理在纯钛种植体表面引入了新的微观形貌结构，然后通过磁控溅射添加 ZnO 纳米复合涂层和 TiO_2 纳米复合涂层，结果表明磁控溅射 ZnO 和 TiO_2 涂层可以有效提高口腔钛种植体的抗菌性能。

钛种植体的表面改性主要包括提高钛瓷结合强度、提高生物活性、提高耐磨性、赋予抗菌性能几个方面。

①提高钛瓷结合强度：改善钛瓷结合强度的表面改性的方法主要有喷砂、微弧氧化、预氧化、化学处理以及表面涂层等。喷砂方法操作较为简便，通过工艺参数调整对钛表面进行喷砂处理均可以达到较好的钛瓷结合强度。微弧氧化后钛瓷的结合强度能够提高 45% 左右。

②生物活性：钛种植体的表面特性可影响种植体植入后的生物学反应，决定组织细胞在其表面的黏附、增殖、分化及矿化，影响蛋白质的吸收，直接影响界面的骨愈合速度、骨结合率和骨结合强度。众多研究者采用各种各样的方法来进行种植体的表面改性，以实现早期骨整合，获取更高的结合强度。物理改性主要改变钛种植体表面超微结构；化学改性是通过改变种植体表面的化学特性，使之产生与细胞表面分子之间的特异相互作用；生物化学改性是通过将特定的蛋白、酶或肽固定于种植体表面，来诱导成骨细胞增殖分化，更为直接有效地促进骨整合。

③提高耐磨性：种植失败的常见原因是种植体过度磨损后残留物的积聚引起免疫反应，细胞释放溶解酶，破坏骨质导致种植体松动脱落。可以采用激光物理、等离子体增强化学气相沉积等方法，或在钛种植体表面制备类金刚石膜提高种植体的耐磨性。

④赋予抗菌性：钛种植体的表面抗菌修饰主要是将抗菌材料通过一种载体负载在钛表面。载体主要是钛表面改性用到的一些物质，诸如羟基磷灰石涂层、纳米管、聚乙二醇、脱乙酰壳多糖、聚砒咯、聚乳酸等。抗菌材料包括有机抗菌材料和无机抗菌材料，有机抗菌材料包括抗生素和非抗生素类，无机抗菌材料包括银、铜、锌等。无机抗菌材料除了通过载体负载，也可以通过喷涂、物理沉积或者离子溅射等方法直接负载在钛表面，从而赋予钛抗菌性能。

近来，多功能牙种植体表面的开发受到越来越多的关注。有研究者提出了一种利用射频磁控溅射技术对钛基植入材料羟基磷灰石涂层进行 Zn 掺杂改性方法，这种改性涂层种植体展现了出色的耐腐蚀性、骨整合性和抗菌性能。奥齿泰公司于 2021 年底推出的 TSIII CA 种植体通过浸泡于氯化钙溶液并采用特殊的包装方法，成功保持了涂层的表面活性。实际应用中该种植体显示了良好的亲水性，表面的 Ca^{2+} 与周围组织有强大的相互作用，进而促进早期骨愈合，缩短治疗周期。同时，它显著提高了液体浸润性和蛋白质诱导能力，有助于稳定且快速的骨再生。

二、颅颌面应用

钛的神经外科和颅骨成形术应用包括颅板、网状物和丙烯酸。钛的生物相容性有助于加快组织恢复并减少感染的机会。在颌骨骨折或切除手术后，钛合金板和螺钉常用于固定和稳定骨骼，促进愈合。它们的高强度和可塑性使其能够适应不同个体的解剖结构。在恶性肿瘤切除手术后，可能需要进行大规模的骨骼和软组织重建。钛材料网或支架可以作为重建的基础，它们可以提供稳定的支撑，帮助维持面部形态和功能。由钛合金制成的颌面假体具有适当的生物相容性、强度和骨整合水平，能够稳定软组织假体。

第三节　心血管与其他领域的应用

一、心血管植介入器械

心血管疾病已成为全世界范围内首要的致死原因。为应对心血管疾病及其带来的器官和组织病变，心血管植介入体，如人工心脏瓣膜、血管支架、心室辅助装置和导管，已被广泛用作退化器官的替代物。

1. 人工心脏瓣膜

心脏瓣膜是保证心脏推动血液循环定向流动的生物阀门。心脏瓣膜的病变影响人体正常血液循环，严重者甚至危及生命。人工心脏瓣膜是指用机械或者生物组织材料加工而成的一种用来治疗心脏瓣膜疾病或缺损的心脏植介入医疗器械，是治疗先天性畸形及风湿性心脏病、心脏退化，以及细菌感染等疾病所造成的后天性心脏瓣膜疾病引发的心脏瓣膜功能异常的重要治疗手段。

人工心脏瓣膜主要分为机械瓣膜、生物瓣膜、介入瓣膜和组织工程瓣膜（图 4-6）。目前，临床使用的人工心脏瓣膜主要是机械瓣（钛合金、热解碳等材料）和生物瓣

（猪心包、牛心包等材料），然而这些材料在长期植入人体后导致的一系列问题限制了其临床应用。机械瓣膜材料表面易于形成血栓，术后需终生服用抗凝血药物，患者生活质量不高；而生物瓣膜极易发生衰败和钙化等问题，从而导致其使用寿命较短，尤其不适合于中青年患者。

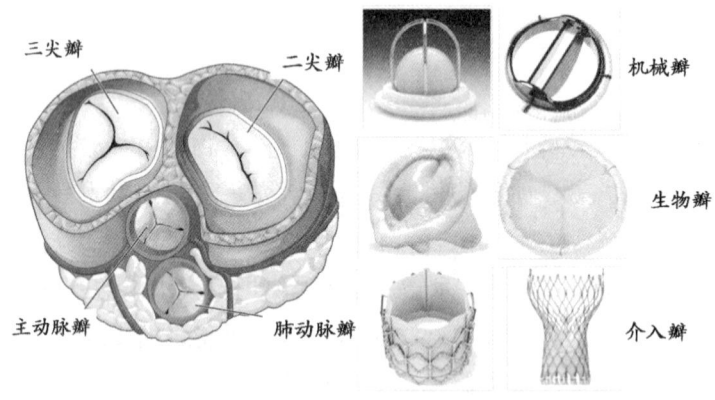

图 4-6 心脏瓣膜结构示意图及常用人工心脏瓣膜

生物医用钛材料是人工心脏瓣膜最常用的材料之一，其具有耐久性强、生物相容性好和机械性能稳定的特点。但是，人工心脏瓣膜表面与血液的接触很容易引起血栓，如果缺乏抗凝手段，患者很容易发生卒中。因此，人工心脏瓣膜置换后需要长期抗凝，目前有很多研究尝试通过抗凝涂层表明改性来实现人工心脏瓣膜表面的全面抗凝。

肝素是目前最重要的抗凝药物之一。肝素于 1963 年首次作为涂层被应用于人工心脏瓣膜，现在已广泛应用于心血管植介入体。肝素是一种天然抗凝剂，通过在钛表面涂覆一层肝素，可以显著提高其抗凝血性能。研究者们已经开发了多种方法将肝素固定在钛合金表面，包括共价结合、离子束辅助沉积和光固定法等。类金刚石（DLC）涂层因其良好的机械性能、化学惰性和优异的抗凝性能而受到关注。研究表明，DLC 涂层可以减少血小板的粘附和活化，从而降低血栓形成的风险。聚乙二醇(polyethylene glycol, PEG)于 1991 年开始应用，PEG 通过"接枝"的方法共价连接到表面，形成线性聚合物刷，进而排斥蛋白质吸附。2-甲基丙烯酰氧乙基磷酰胆碱(2-Methacryloyloxyethyl phosphorylcholine, MPC)也被开发出来，其具有抑制补体激活和蛋白质黏附效果。这类涂层最突出的特点是显著减少蛋白质黏附和血小板活化。通过在钛表面培养一层内皮细胞，可以形成一个非血栓形成性的表面，有效减少植介入体血栓形成和新生内膜纤维增生。

近几年，随着高分子材料学的不断发展，越来越多的高分子基材料被用于开发人工心脏瓣膜。迄今已经设计了多种不同材料类型的高分子心脏瓣膜，主要包括聚硅氧烷类、聚氨酯类、聚四氟乙烯类等。

2. 血管支架

血管支架是一种用于治疗血管狭窄或闭塞的医疗器械。在冠状动脉介入治疗中，用于扩张狭窄或阻塞血管的支架通常是由生物医用钛材料制成的。其中，钛镍合金（NiTi）具有高强度、低刚度、形状可重复性等优点，其单程形状记忆效应与超弹性应变量都能达到8%，远高于其他金属材料的5%。其形状记忆效应主要依靠由温度变化导致的马氏体与奥氏体的塑性变形来实现，因此它能够满足人体植入物的要求。除此之外，镍钛合金还具有非铁磁性，磁化系数较低，在磁共振成像中只形成微小的伪影等特点。由于其具有良好的生物相容性和抗腐蚀性，常被制作成自膨式金属支架，用于治疗颅内动脉、颈动脉、胸腹主动脉、下肢动脉等狭窄性病变。图4-7 展示了钛镍合金支架的临床应用方法。但是镍钛合金支架在狭窄血管内释放后会对端部血管产生较高内应力，造成病变处血管损伤，引起支架内血栓和内膜增生，导致再狭窄甚至闭塞。

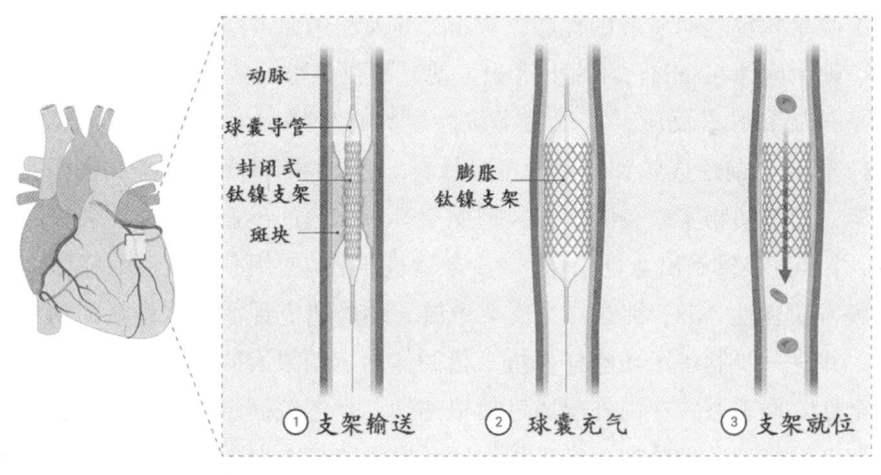

图 4-7 生物医学应用中的钛镍支架

(1) 将封闭的钛镍支架送至动脉斑块部位；(2) 充气球囊导管使支架膨胀；(3) 支架完全就位，保持动脉通畅以改善血流。
（资料来源：参考文献[4]）

血管支架根据其表面处理方式的不同，可分为裸露型、涂层型、覆膜型。裸露型支架表面仅做抛光处理，使表面极致光滑，提高亲水性，有助于内皮细胞的生长，大大降低了植入支架对血管内皮造成二次损伤的概率。此外，亲水性表面可优先吸附无血小板受体的白蛋白，从而有效阻止血小板激活，减少血栓的形成。电解抛光技术因高效和良好的重复性成为裸露型支架表面改性的最佳方法。涂层型在金属表面涂以血管内皮生长因子、肝素等物质，经表面缓释方式刺激微血管内皮细胞迁移和增殖，调节血管壁的通透性；同时，该类添加剂能够抑制血小板聚集，降低血栓发生率，提高生物安全性。覆膜型即在金属支架外表覆以可降解或不可降解的聚合物薄膜，使其隔绝血管病变部位，中断此处血液供应，形成新的血流通道，从而达到治疗目的。

由于 NiTi 的化学惰性，NiTi 易形成厚度为 2~20 nm 的致密氧化层，在植入过程中，该氧化层吸附矿物质（例如磷酸钙）和生物体液的其他成分，从而导致表面重塑，使其具有良好的耐腐蚀性。为提高 NiTi 植入物的生物相容性及抗腐蚀特性，针对性的表面改性是必不可少的。

利用 NiTi 表面天然羟基易与水凝胶涂料中的硅烷醇基缩合的原理，将 NiTi 匀速地从水凝胶涂料浴中拔出，并置入 65 ℃ 的烘箱中固化 24 h，可获得具有良好黏度和均一性的光滑表面。Marashi 等人采用优化的脉冲电沉积工艺在 NiTi 上直接沉积羟基磷灰石涂层，并通过细胞培养和细胞活性实验证明，在稀溶液中制得的透明质酸涂层具有较好的生物相容性，且涂层的稳定性也高于其他样品。Deng 等人发现纳米尺寸的透明质酸（最常见的多孔透明质酸涂层形式）在细胞附着和矿化方面显示出优于微米颗粒透明质酸的优势。Wang 等人利用原子层沉积技术将三氧化二铝层作为一种中间体在 NiTi 表面上沉积，使其提供足够的羟基与偶联剂 3-氨基丙基三乙氧基硅烷和肝素反应，并证明了该涂层具有良好的生物相容性。聚四氟乙烯（PTFE）仍是目前最成熟和常用的覆膜材料。将 PTFE 粘贴在 NiTi 表面并焊接成三层支架，通过动物实验表明该覆膜型支架具有出色的出血控制能力和较高的动物生存率，并可直接控制出血性损伤，减少缺血性损伤。使用高延展性的膨胀 PTFE 作为覆盖膜，超弹性 NiTi 细线作为支架主链，体外研究证明了该材料的功能和生物相容性，并进一步制备了功能样件植入猪的体内，结果表明该材料和支架具有可行性和安全性。周玉杰等在内外层通过单根连续芯丝缠绕固定的支架表面，利用聚乳酸或天然多糖制备一种具有一定机械强度且厚为 0.075 mm 覆膜，其在支架植入冠脉后能在预期的时间内保持膜的状态，实现支架内皮化，减少支架内血栓形成，同时可开通闭塞侧支，建立良好的侧支循环，有助于恢复。

3. 其他心血管植介入体

人工心脏起搏器和除颤器：生物医用钛材料被用于制造心脏起搏器和除颤器的外壳和导线。这些设备用于监测和调节心脏的电活动，以维持正常的心律。由于其轻质和耐腐蚀性，生物医用钛材料是这些设备的理想选择。

心脏辅助装置：心脏辅助装置是一种机械辅助循环装置，用于帮助心脏泵血。

这些装置中的一些部件是由生物医用钛材料制成的，因为它们能够承受持续的机械应力和生物反应。

心脏植入物：生物医用钛材料还被用于制造其他类型的心脏植入物，如心脏修复夹和心脏封堵器。这些植入物需要在体内长期存在，因此需要具有良好的生物相容性和机械稳定性。

诊断工具：在心血管成像领域，如磁共振成像（MRI）中，生物医用钛材料被用于制造无磁性的植入物和器械，以避免对成像结果的干扰。

二、其他领域的应用

1. 制药领域中的应用

在制药业中，生物医用钛材料主要用于制作容器、反应器和加热器等。在生产制药过程中，设备经常要接触盐酸、硝酸、硫酸等无机酸、有机酸及其盐类，设备因为长期遭受腐蚀而损坏，同时因钢制设备带来的铁离子污染影响了产品质量，采用钛制设备则能解决这些问题。例如，青霉素酯化釜、糖化罐、氯霉素薄膜蒸发器、硫酸二甲酯冷却器、药液过滤器等钛材设备所生产的药液的数量和质量都不断提高。

2. 在其他医疗器械中的应用

钛医疗器械具有良好的抗腐蚀能力，使其能够承受反复的灭菌、清洗、消毒表面，质量不受影响；无磁性，能够排除对微小、敏感植入器械的破坏威胁；质轻，用来替代不锈钢，可使器械重量大为减轻，使医生操作更加灵活，降低医生的疲劳程度。因此，钛目前已用来制作手术刀片、止血钳、剪刀、电动骨钻、镊子等。此外，钛可用于制作血管缝合针、胸骨缝合线，心脏外科手术器械之一的氧气过滤器，心电图机中的电极，体外培养机中的培养器，医用超声粉碎机的探头，血液运输箱自动控制器，以及眼科手术器械等。

钛合金钉可用于固定假耳和假眼，而纯钛网格植入物则可为眶间骨折提供固定。钛可用于骨传导助听器，该助听器固定在连接到中耳的钛制装置上。置换心脏瓣膜、冠状动脉成形术导管、除颤器、血管内支架、起搏器盒和血管通路端口的载体结构也由钛合金制成。输液泵利用钛镍形状记忆合金制成，当施加的电流能够产生加热和冷却循环，从而改变腔室的形状时，这种合金会变硬。尿道狭窄用钛制成的尿道支架治疗。

钛合金在康复器械中的应用正在扩大。这些用途包括外部假肢和轮椅，特别是用于运动目的的假肢和轮椅，因为它们具有出色的生物相容性、低重量和高强度等特性。在这方面广泛使用的钛合金是 TFCA（Ti4.0Fe6.7Cr3.0Al）和 TFC（Ti4.2Fe6.9Cr）。即使康复器械没有植入患者体内，仍然需要解决过敏反应等生物相容性问题，特别是对于免疫系统较弱且使用这些医疗保健设备倾向较高的老年人。一项涉及纯钛、Ti6Al4V、TFC 和 TFCA 的研究表明，与 TFC 和 TFCA 共培养的细胞在各组中具有更高的细胞活力。因此，TFC 和 TFCA 有可能更广泛地用于康复器械。

第四节 生物医用钛材料表面改性技术的展望与挑战

生物医用钛材料在钛种植体、关节置换和骨折固定设备中的应用十分广泛。这些应用对材料的表面性能提出了一系列要求，如良好的骨整合能力、抗菌性和生物相容性。表面改性技术成为提高钛材料性能的关键手段之一，可以有效改善其表面特性，从而提高植入成功率和植入体的使用寿命。

生物医用钛材料表面改性后在体内长期稳定性的保持是表面改性技术面临的挑战之一，主要表现在材料可能会随时间发生降解、腐蚀或磨损，导致涂层性能下降和生物相容性减弱。此外，人体环境的复杂性使得涂层需要承受多种生理反应和机械应力，长期植入后可能引发免疫反应或慢性炎症，影响植入物的功能性和安全性。因此，研发更为稳定、耐用且能促进良好生物整合的表面改性技术是该领域的一个重要研究方向。

许多先进的表面改性技术操作复杂且成本高昂，限制了其广泛应用。复杂性体现在材料的表面处理需满足生物相容性、机械稳定性及特定生物功能等多种要求，涉及精确控制涂层成分、结构和厚度等多个参数。成本挑战则来自于研发过程中高价值的原材料、复杂的制备工艺，以及严格的体内外测试和临床试验需求，这些因素共同推高了研发和生产的成本。

改性后的生物医用钛材料必须经过严格的生物相容性测试，确保不会引发不利的生物学反应。改性材料在体内不引起不良反应如免疫排斥、炎症或毒性反应，同时还需保证长期植入后不产生有害降解产物或导致周围组织病变。此外，涂层的稳定性和耐用性也是安全性的关键因素，需要防止在体内环境中脱落或磨损，从而避免潜在的健康风险。因此，研发具有优异生物相容性和长期安全性的表面改性技术仍是生物医用钛材料研究的重要课题。

如何实现针对个体病人特定需求的定制化表面改性，是未来的一个重要研究方向。需要精确匹配患者个体差异、适应不同病情和解剖结构以及满足特定临床需求的能力上。个性化医疗要求表面改性技术能够根据每个患者的具体情况进行定制，包括涂层的类型、厚度、药物释放特性等，以实现最佳的治疗效果和最小的副作用。

此外，随着个性化医疗的发展，还需不断更新和优化涂层设计，以满足不断变化的临床和患者需求。

表面改性技术显著提升了钛材料在生物医用领域的表现，但其在长期稳定性、成本效益、生物相容性和个性化方面仍面临挑战。未来的研究应致力于开发简单、经济、可靠且具有生物活性的表面改性方法，以满足日益增长的临床需求。

参 考 文 献

[1] ELAZIEM AW，DARWIHS AM，HAMADA A ，et al. Titanium-Based alloys and composites for orthopedic implants applications: A comprehensive review [J]. Materials and Design，2024，241：112850.

[2] JIANG P，ZHANG Y，HU R，et al. Advanced surface engineering of titanium materials for biomedical applications: From static modification to dynamic responsive regulation [J]. Bioactive materials，2023，27: 15-57.

[3] HAN X，MA J，TIAN A，et al. Surface modification techniques of titanium and titanium alloys for biomedical orthopaedics applications: A review [J]. Colloids and Surfaces B: Biointerfaces，2023，227 113339-113339.

[4] SARRAF M，GHOMI R E，ALIPOUR S，et al. A state-of-the-art review of the fabrication and characteristics of titanium and its alloys for biomedical applications [J]. Bio-Design and Manufacturing，2022，5 (02): 371-395.

[5] XU J，ZHANG J，SHI Y，et al. Surface Modification of Biomedical Ti and Ti Alloys: A Review on Current Advances [J]. Materials，2022，15 (5): 1749-1749.

[6] MUHAMMAD A，MUHAMMAD S. Potential of titanium based alloys in the biomedical sector and their surface modification techniques: A review [J]. Proceedings of the Institution of Mechanical Engineers，Part C: Journal of Mechanical Engineering Science，2023，237 (23): 5503-5532.

[7] THERESIA S，FRANCISCA A，TOMAS K，et al. Implant‐bone‐interface: Reviewing the impact of titanium surface modifications on osteogenic processes in vitro and in vivo [J]. Bioengineering & Translational Medicine，2021，7 (1): e10239-e10239.

[8] 崔振铎，朱家民，姜辉，等. Ti 及钛合金表面改性在生物医用领域的研究进展 [J]. 金属学报，2022，58 (07): 837-856.

[9] Pradeep Raja C，Karthik Babu NB，Rajesh Kannan A，et al. Progress in the Optimization of Compositional Design and Thermomechanical Processing of Metastable β Ti Alloys for Biomedical Applications [J]. ACS Biomaterials Science and Engineering，2024，10（6）: 3528-3547.

[10] 肖文龙，付雨，王俊帅，等.生物医用亚稳β钛合金的研究进展[J]. 材料工程，2023，51 (02): 52-66.

[11] 范竞一，马迅，李伟，等. 医用钛合金表面改性技术研究进展[J]. 功能材料，2022，53 (07): 7027-7039.

[12] 肖忆楠，乔岩欣，李月明，等.医用钛及钛合金表面改性技术的研究进展[J].材料导报，2019，33 (S2): 336-342.

[13] 纪振冰，万熠，赵梓贺，等. 生物医用钛植入体表面微纳结构与生物活性离子对生物相容性影响研究综述 [J]. 中国表面工程，2022，35 (04): 84-101.

[14] 刘剑桥，刘佳，唐毓金，等. 钛合金在骨科植入领域的研究进展 [J]. 材料工程，2021，49 (08): 11-25.

[15] 王欢，刘洋，戚孟春，等. 微弧氧化技术制备钛基种植体表面涂层的研究进展 [J]. 国际口腔医学杂志，2020，47 (04): 439-444.

[16] 李伶俐，李潇. 钛基种植体表面涂层的研究进展 [J]. 中国临床新医学，2020，13 (05): 527-532.

[17] 武秋池，纪箴，贾成厂，等. 钛及钛合金人体植入材料研究进展 [J]. 粉末冶金技术，2019，37 (03): 225-232.

[18] 任冰，万熠，王桂森，等. 医用钛合金表面形貌与成分对生物相容性影响研究综述 [J]. 表面技术，2018，47 (04): 160-171.

[19] BOSCO C M. Macrophage polarization: Reaching across the aisle? [J]. The Journal of Allergy and Clinical Immunology，2019，143 (4): 1348-1350

[20] KE D，VU A A，BANDYOPADHYAY A，et al.Compositionally graded doped hydroxyapatite coating on titanium using laser and plasma spray deposition for bone implants [J].Acta Biomaterialia，2019，84:414-423.

[21] PARK J，CIMPEAN A，TEALER A B，et al. Anodic TiO2 Nanotubes: Tailoring Osteoinduction via Drug Delivery [J]. Nanomaterials，2021，11 (9): 2359-2359.

[22] WANG K ，JIN H ，SONG Q ，et al. Titanium dioxide nanotubes as drug carriers for infection control and osteogenesis of bone implants [J]. Drug Delivery and Translational Research，2021，11 (4): 1-19.

[23] SEVDA J，BAHARAK M，HADI H，et al. Biomedical Applications of TiO2 Nanostructures: Recent Advances [J]. International Journal of Nanomedicine，2020，15: 3447-3470.

[24] AGUIRRE R O，E. F E. Antibacterial and Biological Behavior of TiO2 Nanotubes Produced by Anodizing Technique [J]. Critical Reviews in Biomedical Engineering，2021，49 (1): 51-65.

[25] DIVYA C, KARAN G, SASO I. Understanding and optimizing the antibacterial functions of anodized nano-engineered titanium implants. [J]. Acta biomaterialia, 2021, 127 80-101.

[26] KULKARNI M, MAZARE A, GONGADZE E, et al. Titanium nanostructures for biomedical applications [J]. Nanotechnology, 2015, 26 (6): 062002.

[27] TAN J, LI Y, LIU Z, et al. Anti-infection activity of nanostructured titanium percutaneous implants with a postoperative infection model [J]. Applied Surface Science, 2015, 344:119–127.

[28] TAN J, ZHAO C, ZHOU J, et al. Co-culturing epidermal keratinocytes and dermal fibroblasts on nano-structured titanium surfaces[J]. Material Science Engineering C, 2017, 1;78:288-295.

[29] WEN X, LIU Y, XI F, et al. Micro-arc oxidation (MAO) and its potential for improving the performance of titanium implants in biomedical applications [J]. Frontiers in Bioengineering and Biotechnology, 2023, 7;11:1282590.

[30] CISTERNAS M, BHUYAN H, RETAMAL M J, et al. Study of nitrogen implantation in Ti surface using plasma immersion ion implantation & deposition technique as biocompatible substrate for artificial membranes [J]. Materials Science and Engineering C, 2020, 113:111002.

[31] CHEN J, HU G, LI T, et al. Fusion peptide engineered "statically-versatile" titanium implant simultaneously enhancing anti-infection, vascularization and osseointegration [J]. Biomaterials, 2021(264):120446.

[32] PAN G, SUN S, ZHANG W, et al. Biomimetic Design of Mussel-Derived Bioactive Peptides for Dual-Functionalization of Titanium-Based Biomaterials [J]. Journal of the American Chemical Society, 2016, 16;138(45): 15078-15086.

[33] XING H, WANG X, XIAO G, et al. Hierarchical assembly of nanostructured coating for siRNA-based dual therapy of bone regeneration and revascularization [J]. Biomaterials. 2020, 235:119784.

[34] 卢燃, 陈溯, 张振庭. 钛表面改性提高种植体亲水性的研究进展[J]. 口腔颌面修复学杂志, 2017, 18 (03): 173-176.

[35] 张梦蛟, 欧飞洋, 陈显春. 纯钛表面处理及其耐腐蚀性和润湿性研究[J]. 功能材料, 2019, 50 (10): 10081-10086+10091.

[36] 李珊, 刘超, 晏怡果. 医用金属材料在骨科应用中的生物功能化[J]. 中国组织工程研究, 2021, 25 (34): 5523-5529.

[37] 吴琰，赵昱颉，李岩. 钛及钛合金表面纳米管的生物功能化研究进展[J]. 表面技术，2020，49 (07): 1-8+34. DOI:10.16490/j.cnki.issn.1001-3660.2020.07.001.

[38] 王蓉，沈新坤，胡燕，等. 医用材料表界面设计及其与细胞相互作用[J]. 高分子学报，2019，50 (09): 863-872.

[39] CHEN J，LI M，YANG C，et al. Macrophage phenotype switch by sequential action of immunomodulatory cytokines from hydrogel layers on titania nanotubes [J]. Colloids and Surfaces B: Biointerfaces，2018，1;163:336-345.

[40] TAN J，LI L，LI B，et al. Titanium Surfaces Modified with Graphene Oxide/Gelatin Composite Coatings for Enhanced Antibacterial Properties and Biological Activities[J]. ACS Omega. 2022，25;7(31):27359-27368.

[41] LI Y，TAN J，LIU Z，et al.Antibacterial Activity and Cyto-/Tissue-Compatibility of Micro-/Nano-Structured Titanium Decorated with Silver Nanoparticles [J].Journal of Biomedical Nanotechnology，2018，14(4):675-687.

[42] 贺旭宏，郭柴琼，刘轩妤，等. 钛植入物表面抗菌涂层的研究进展[J]. 生物医学工程学杂志，2024，41(01): 191-198.

[43] WANG Q，ZHOU P，LIU S，et al.Multi-Scale Surface Treatments of Titanium Implants for Rapid Osseointegration: A Review[J].Nanomaterials，2020，10(6):1244.

[44] SPRIANO S，YAMAGUCHI S，BAINO F，et al. A critical review of multifunctional titanium surfaces: new frontiers for improving osseointegration and host response，avoiding bacteria contamination [J]. Acta Biomaterialia，2018，79 1-22.

[45] 罗逸伦，李岩，马列. 响应性调控巨噬细胞表型的动态材料表面[J]. 分子科学学报，2023，39 (05): 421-430. DOI:10.13563/j.cnki.jmolsci.2023.18.109.

[46] TAN J，ZHAO C，WANG Y，et al.Nano-topographic titanium modulates macrophage response in vitro and in an implant-associated rat infection model[J]. Rsc Advances，2016，6(113):111919-111927.

[47] NICOLO A，RENKO V D．Biomedical applications of solid-binding peptides and proteins [J]. Materials Today Bio，2023，19:100580-100580.

[48] WERONIKA J，JOANNA M，KAROLINA P，et al. Phage display and other peptide display technologies. [J]. FEMS microbiology reviews，2021，3;46(2).

[49] SUN Y，TAN J，WU B，et al. Identification and binding mechanism of phage displayed peptides with specific affinity to acid–alkali treated titanium[J].Colloids and Surfaces B：Biointerfaces，2016，146:307-317.

[50] SUN Y，LI Y，WU B，et al. Biological responses to M13 bacteriophage modified titanium surfaces in vitro [J].Acta Biomaterialia，2017:58，527–538.

[51] TAN J，BAI J，WU N，et al. Bio-panning and design of RGD-modified phage displayed titanium binding peptides with biofunctionality and binding stability [J].

[52] SUN Y，TAN J，YIN X，et al. Regulation of Osteoblast Differentiation by Affinity Peptides of TGF-β1 Identified via Phage Display Technology[J]. ACS Biomaterial Science Engineering. 2018，9;4(7):2552-2562.

[53] XU J，ZHOU X，GAO Z，et al. Visible-Light-Triggered Drug Release from TiO2 Nanotube Arrays: A Controllable Antibacterial Platform[J]. Angewandte Chemie International Edition，2016，11;55(2):593-7.

[54] AW MS，LOSIC D. Ultrasound enhanced release of therapeutics from drug-releasing implants based on titania nanotube arrays [J]. International Journal of Pharmaceutics. 2013，25;443(1-2):154-62.

[55] AW MS，ADDAI-MENSAH J，LOSIC D. Magnetic-responsive delivery of drug-carriers using titania nanotube arrays[J].Journal of Materials Chemistry，2012，22(14):6561-6563.

[56] 马梦佳, 陈玉云, 闫志强, 等. 原子力显微镜在纳米生物材料研究中的应用 [J]. 化学进展，2013，25 (01): 135-144.

[57] LI G，ZHANG H，HAN Y. Applications of Transmission Electron Microscopy in Phase Engineering of Nanomaterials[J]. Chemical Reviews. 2023，13;123(17):10728-10749.

[58] 刘丽婷, 王岩, 李怡雪, 等. XPS 表面分析技术在生物医用金属材料研究中的应用 [J]. 陕西师范大学学报(自然科学版)，2023，51 (03): 29-42.

[59] 付亚康, 赵玉强, 翁杰, 等. 生物材料表面蛋白质吸附表征技术的研究进展[J]. 国际生物医学工程杂志，2019(3):250-257.

[60] ZHANG C，PAN Y，DUAN G，et al. A biomimetic calcium phosphate nanowire coating on titanium surface enhances osteoimmunomodulation and osteointegration[J].Composites Part B，2024，280.

[61] 刘庆军, 陈卫, 黄国锋, 等. 我国创伤骨科发展现状 [J]. 中国骨与关节损伤杂志，2021，36 (10): 1117-1120.

[62] 潘浩波. 观点：变革中的骨科生物材料 [J]. 集成技术，2021，10 (03): 63-68.

[63] HUNT JP，BEGLEY MR，BLOCKk JE. Truss implant technology™ for interbody fusion in spinal degenerative disorders: profile of advanced structural design,

mechanobiologic and performance characteristics[J]. Expert Review of Medical Devices. 2021;18(8):707-715.

[64] 张剑, 冯新民, 张亮. 颈椎椎间融合器研究进展 [J]. 国际骨科学杂志, 2019, 40 (06): 329-332.

[65] 周均, 郑照县, 周梦林, 等. 金属接骨板失效分析[J]. 中国医疗器械杂志, 2018, 42 (04): 240-243+249.

[66] 王勇, 万永鲜, 张喜海, 等. 载万古霉素-羟基磷灰石涂层髓内钉治疗长骨开放性骨折带菌性伤口感染模型研究[J]. 中国组织工程研究, 2017, 21 (14): 2163-2169.

[67] 白博, 桑宏勋, 郇科, 等. 新型纳米氮化钛银涂层髓内钉治疗家兔股骨骨折感染的研究[J]. 中国矫形外科杂志, 2017, 25 (06): 544-548.

[68] 覃小东, 李朝健, 符俏. 人工膝关节常用假体材料及其生物相容性[J]. 中国组织工程研究, 2012, 16 (12): 2257-2260.

[69] 刘志强, 梁玉瑶, 高阁, 等. 表面处理技术对人工关节摩擦磨损性能的影响[J]. 中国组织工程研究, 2022, 26 (10): 1604-1609.

[70] 邓乔元, 李延涛, 经佩佩, 等. 等离子体表面改性用于提高人工关节、椎间盘耐磨耐蚀性的研究进展[J]. 中国表面工程, 2019, 32 (05): 1-12.

[71] 韩建业, 罗锦华, 袁思波, 等. 口腔用钛及钛合金材料的研究现状[J]. 钛工业进展, 2016, 33 (03): 1-7.

[72] 郝凤阳, 苏健, 孙璐, 等. 人工心脏瓣膜的发展[J]. 医疗装备, 2017, 30 (13): 186-190+193.

[73] 王禹贺, 李燕, 蒙奎霖, 等. 心血管植介入体表面抗凝涂层近十年进展[J]. 摩擦学学报, 2023, 43 (04): 446-468.

[74] 马巧, 宋文静, 冀慧雁, 等. 血管支架材料的应用及研究现状 [J]. 临床医药实践, 2018, 27 (11): 855-860.